实用偏瘫康复
训练图解

偏瘫康复训练技术专家委员会
主　编

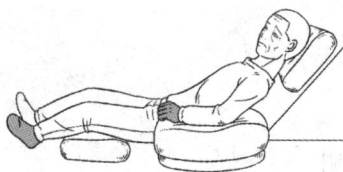

中国医药科技出版社

图书在版编目（CIP）数据

实用偏瘫康复训练图解 / 偏瘫康复训练技术专家委
员会主编 . — 北京：中国医药科技出版社 , 2014.6 (2024.10 重印)
ISBN 978-7-5067-6787-3

Ⅰ . ①实… Ⅱ . ①偏… Ⅲ . ①偏瘫 – 康复训练 Ⅳ .
① R742.309

中国版本图书馆 CIP 数据核字 (2014) 第 091855 号

实用偏瘫康复训练图解

美术编辑　陈君杞

版式设计　大隐设计

作　图　张京

出版　中国医药科技出版社

地址　北京市海淀区文慧园北路甲 22 号

邮编　100082

电话　发行：010-62227427　邮购：010-62236938

网址　www.cmstp.com

规格　710 × 1020mm $^1/_{16}$

印张　10

字数　171 千字

版次　2014 年 6 月第 1 版

印次　2024 年 10 月第 10 次印刷

印刷　大厂回族自治县彩虹印刷有限公司

经销　全国各地新华书店

书号　ISBN 978-7-5067-6787-3

定价　25.00 元

本社图书如存在印装质量问题请与本社联系调换

内容提要

　　偏瘫又叫半身不遂，以半侧肢体运动功能障碍为主要表现，是急性脑血管病的常见症状。偏瘫的年发病率和致残率很高，存活的患者约 75% 致残。及早与正确的康复训练可以最大限度地提高患者的生活质量。

　　本书用清晰明了的线条图，还原了康复师指导偏瘫病人康复训练的全过程，易懂易学，让病人能够循序渐进地掌握康复训练方法，从而达到恢复肢体功能和生活自理的目的。本书是一本图文并茂的参考书，适用于医护人员、家属以及患者本人阅读。

前言

——向不听使唤的手脚宣战

谁都希望自己健健康康，平安一生，无疾而终。但是天有不测风云，人有旦夕祸福，一旦不幸降临，我们一定要坦然面对，偏瘫就是这样一种因脑血管意外、脑外伤、脑肿瘤等原因所导致的以半侧肢体运动功能障碍为主要表现的一种常见的症状。

据我国的流行病学调查，偏瘫的年发病率为200/100万，存活者中约75％致残。5年内复发率高达41％。偏瘫的死亡率虽然呈现下降趋势，但总患病率、致残率逐渐增高。为了最大限度地降低死亡率、致残率，提高患者的生活质量，应及时住院抢救治疗，同时制定早期与恢复期的康复治疗方案，及早与正确的康复治疗，将使80％偏瘫病人的生活自理功能明显改善。

偏瘫康复训练根据其病情演变的过程，一般可分为3个时期。

	时间	处理
急性期	从发病开始直至1周	这个时期的病情一般不十分稳定，应以治疗为主，康复训练为辅。一旦病情稳定，就应该尽早开始康复训练
恢复期	发病后1周至6个月	在这个时期，病情基本稳定，存在的各种障碍有可能不断改善，是康复训练的最佳时期
后遗症期	发病6个月后	可能留有各种不同程度的后遗症，如手脚活动不便、说话不清楚、日常生活离不开家人的帮助

偏瘫患者康复训练主要在恢复后期或后遗症期进行，在这个阶段，患者要有信心，要坚持。本书分五章从五个方面对偏瘫康复进行了论述：基础知识——认识偏瘫与康复训练；准备工作——偏瘫康复训练的准备；开始训练——偏瘫家庭康复训练内容和方法；自强不息——日常生活自理技能训练；效果评价——偏瘫的训练效果评定。

限于水平有限，书中难免会有一些疏漏和不成熟之处，敬请广大读者批评指正。

编者

2014年5月

目录

3

第一章

基础知识
——认识偏瘫与康复训练

什么是偏瘫

偏瘫是指因脑血管意外、脑外伤、脑肿瘤等原因所导致的以半侧肢体运动功能障碍为主要表现的一种常见的残疾，同时可伴有失语、失认、情绪低落和视物不清等症状。

据我国的流行病学调查，偏瘫的年发病率为 200/100 万，新发病例 150 万，每年死于脑卒中者 80～100 万。存活者中约 75％致残。5 年内复发率高达 41％。偏瘫的死亡率虽然呈现下降趋势，但总患病率、致残率逐渐增高。为了最大限度地降低死亡率、致残率，提高患者的生活质量，应及时住院抢救治疗。同时制定早期与恢复期的康复

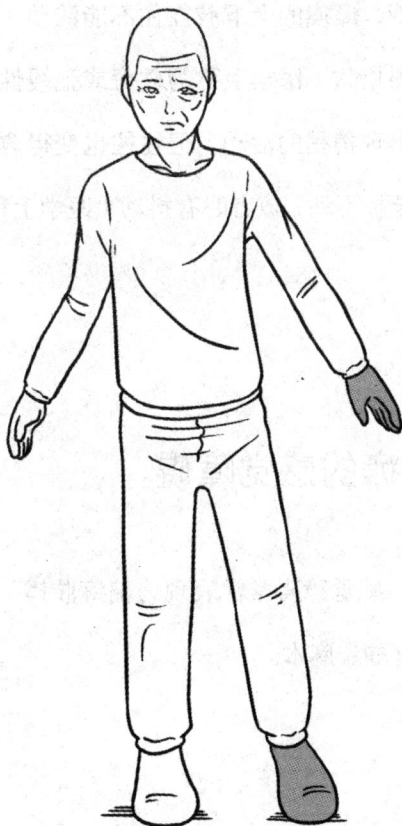

1

治疗方案，积极及早与正确的康复治疗，将使 80% 的病人的功能明显改善，只有 10% ~ 20% 的病人留有严重或中度残疾。

偏瘫的运动障碍

运动障碍是指偏瘫一侧的上下肢不能活动、活动困难或不灵活。脑卒中早期，瘫痪的上下肢往往不能活动，其他人帮助患者活动时会感到患者的肢体很松软（医学上称为软瘫或弛缓性瘫痪）。随着时间的推移，瘫痪的肢体可出现稍稍的活动，但往往也变得愈来愈僵硬（医学上称为肌张力增高），甚至扳不动，或者时有抖动（医学上称为痉挛），又称为硬瘫或痉挛性瘫痪。

偏瘫的感觉障碍

感觉障碍常常表现为偏瘫肢体的疼痛、麻木。

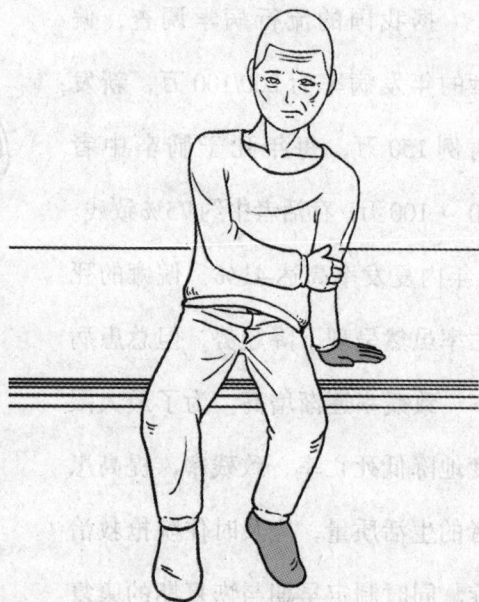

有些患者的疼痛和冷热感觉全部丧失，热水袋烫伤了皮肤也毫无感觉。因此，在给患者用热水洗脚时水温不应该过高，用热水袋取暖时应该用毛巾包好，以避免烫伤。

偏瘫的语言（言语）障碍

有一部分偏瘫患者，尤其是右侧偏瘫者（脑的左半球有病变），说话或交谈时常常发生以下某一种或某几种情况：

构音障碍	患者说话不清楚，即所谓口齿不清
表达性失语	患者说不出话，或像打电报那样断断续续地说出几个单字
感觉性失语	患者听不懂亲人说的话，譬如说"张嘴喝水"，患者并不张口，只有将茶杯送到其嘴边时才能张口
混合性失语	患者有时既说不出话，又听不懂别人说的话
失写症（书写障碍）	患者写字困难或不能写字，甚至连自己的名字也不会写
失读症（阅读障碍）	患者看着字不会读
命名性失语（命名障碍）	患者叫不出物品的名称，如拿一茶杯放在其面前，问他："这是什么？"他往往会说："这是喝水用的。"但就是叫不出"茶杯"的名称

语言（言语）障碍的康复治疗应根据每个患者的特点选择适当的方法，由易到难，循序渐进。

偏瘫的认知障碍

认知是一个人认识和理解事物过程的总称,包括识别、记忆、思维、推理等。认知障碍常常表现为以下几个方面:

时间定向障碍	辨别不清当时是上午还是下午
地点定向障碍	辨别不清自己当时所处的地点
为人物定义障碍	对病前所熟悉的人现在也不认识了
注意障碍	反应淡漠、精力不集中
记忆障碍	丢三落四,前面说了后面忘

训练中要针对患者的认知障碍反复多教几遍,一次教的内容不要太多,以 3 ~ 5 个字或词为宜。障碍严重的患者需要请医生治疗。

偏瘫患者的情绪障碍

患者可以表现为不言不语,也可以表现为吵闹不安,甚至哭叫不休,情绪很不稳定。凡遇情绪障碍的患者,应多加体贴和关心,有条件时请专科医生给予心理和药物治疗。

偏瘫患者的各种能力下降

（1）日常生活：活动能力下降，甚至丧失。常常表现为吃饭、喝水要人喂，洗脸、刷牙要人帮着做，自己不能洗澡、穿衣、穿鞋，大小便全靠别人帮助。

（2）行走困难：走路一拐一拐的，有的患者需要别人扶着走或者两个人架着胳膊走，严重者则完全不能行走。

（3）上下楼梯困难：一部分患者虽然能够行走，但上下楼梯困难或者根本不能上下楼梯。

（4）不能使用日常简单的工具：如不能打电

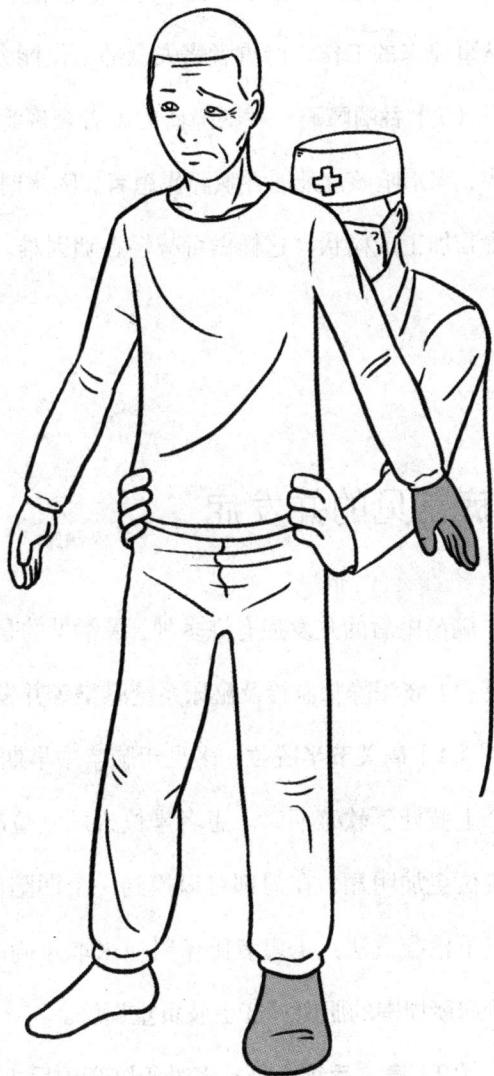

话、不能打伞、不能剪指甲等。

（5）**不能与人交流**：由于说话困难，或者说话不清楚，不能与其他人进行交流。

（6）**丧失工作能力**：由于行动、说话、交流、思维等多方面的障碍，不能从事原来的工作，严重者丧失全部工作能力。

（7）**吞咽障碍**：吞咽障碍的患者表现为流口水、喂食时食物常停留在口腔内、喝水呛咳。凡遇吞咽障碍患者，喝水时要将其头歪向肢体正常的一侧，将食物加工成糊状，这样做可减轻吞咽困难。

偏瘫常见的并发症

脑卒中后的并发症有许多种，最常见的是肩关节半脱位、肩－手综合征，肺炎、下肢深静脉血栓及泌尿系统感染等并发症。

（1）**肩关节半脱位**：多见于脑卒中早期，半数的患者可能发生，尤其在整个上肢处于软瘫期时。患者坐位或站立位时，由于重力的作用而使肩关节半脱位更加明显，在肩部可以摸到一个凹陷。一旦发生肩关节半脱位，可采用以下治疗方法：①患者卧床时应采取正确的姿势；②护理人员用指尖轻叩患侧肩膀周围的肌肉；③上肢负重训练。

（2）**肩－手综合征**：多见于脑卒中后 1 ~ 3 个月内。主要表现是：①瘫痪的手部肿痛，以手背肿胀并呈粉红色或淡紫色为常见，用手摸之有温热感；

②患侧手的关节屈伸困难；③后期则出现手部肌肉萎缩，手掌变平，手的运动功能永远丧失。肩－手综合征的发生与腕关节长时间屈曲受压、过度牵拉患手等有关。具体治疗措施：①保持良好的坐卧姿位，避免患手长时间下垂；②加强患侧上肢的被动和主动运动，以防止关节挛缩；③对于肿胀的手指可采用压迫缠绕法，通常使用直径 1～2mm 的线绳由远端向近端缠绕手指，每个手指都缠绕一遍后，最后缠绕手掌。每天缠绕 1～2 次可获得明显的效果。

康复训练的时间选择

偏瘫康复训练根据其病情演变的过程，一般可分为 3 个时期。

	时间	处理
急性期	从发病开始直至 1 周	这个时期的病情一般不十分稳定，应以治疗为主，康复训练为辅。一旦病情稳定，就应该尽早开始康复训练
恢复期	发病后 1 周至 6 个月	在这个时期，病情基本稳定，存在的各种障碍有可能不断改善，是康复训练的最佳时期
后遗症期	发病 6 个月后	可能留有各种不同程度的后遗症，如手脚活动不便、说话不清楚、日常生活离不开家里人的帮助

康复训练的目标与效果

1. 急性期

（1）**康复目标：**通过在医院内的床边康复训练，达到以下目标：①调整患者的心理状态；②防治各种并发症，如肺炎、压疮、下肢静脉血栓等；③恢复床上的一部分功能，如翻身等，为恢复期的康复训练打好基础。

（2）**康复效果：**只要及时、认真地进行康复治疗，上述目标一般能够实现。

2. 恢复期

（1）**康复目标：**这一时期通过系统的康复训练，最大限度地克服各种障碍，使各种功能得到最大程度的恢复，争取达到独立或基本独立地生活、工作或学习的目标。

（2）**康复效果：**一般经过 2 ～ 3 个月的康复训练，瘫痪肢体的功能、说话的能力、日常生活的自理能力都会有不同程度的改善和提高。有了改善和提高之后，还要定期到社区康复指导站接受康复指导员的指导，并坚持康复训练。

3. 后遗症期

（1）**康复目标：**通过学习使用手杖、轮椅、辅助器具等，尽可能克服瘫痪所造成的不良影响，争取最大限度地达到独立生活。

（2）**康复效果：**可以通过辅助与训练获得一定效果。

脑卒中的康复目标

	康复
一级	协助临床治疗，防止继发合并症的发生
二级	提高患者的肢体运动功能及日常生活能力
三级	80%进行社区康复，巩固已取得的康复效果，进一步提高运动功能、交流功能和日常生活能力。 20%经专科康复中心治疗，患者能达到大部分日常生活能够自理

脑卒中的三级康复体系

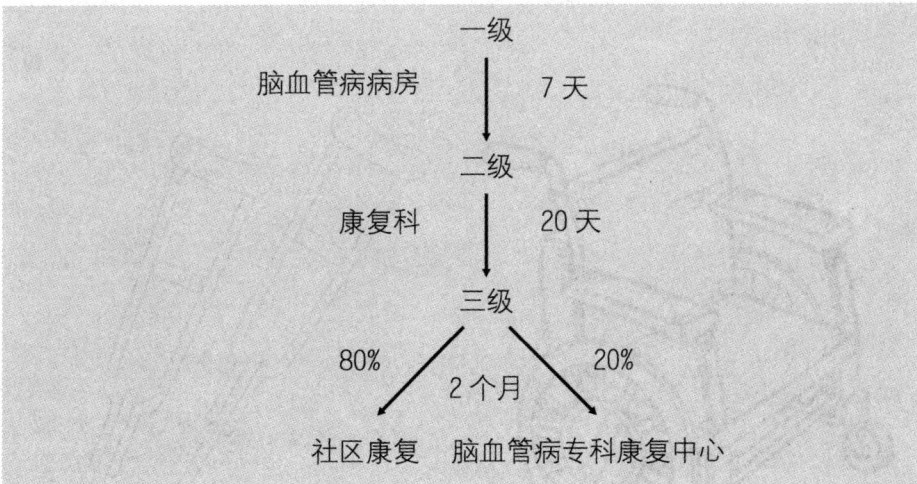

一级

脑血管病病房　　　↓　　7 天

二级

康复科　　　↓　　20 天

三级

80%　　2 个月　　20%

社区康复　　脑血管病专科康复中心

第二章

准备工作
——偏瘫康复训练的准备

偏瘫训练需要一些器械，下面分别介绍。

轮椅、拐杖

轮椅、拐杖可用于身体移动、站立、行走及日常生活活动训练。

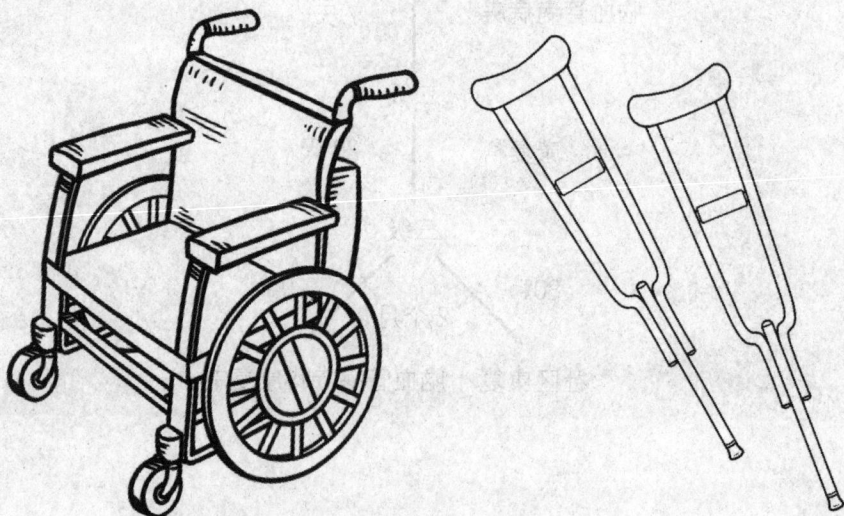

肋木

肋木适用于进行上、下肢体关节活动范围和肌力训练、坐站立训练、平衡训练及躯干的牵伸训练。

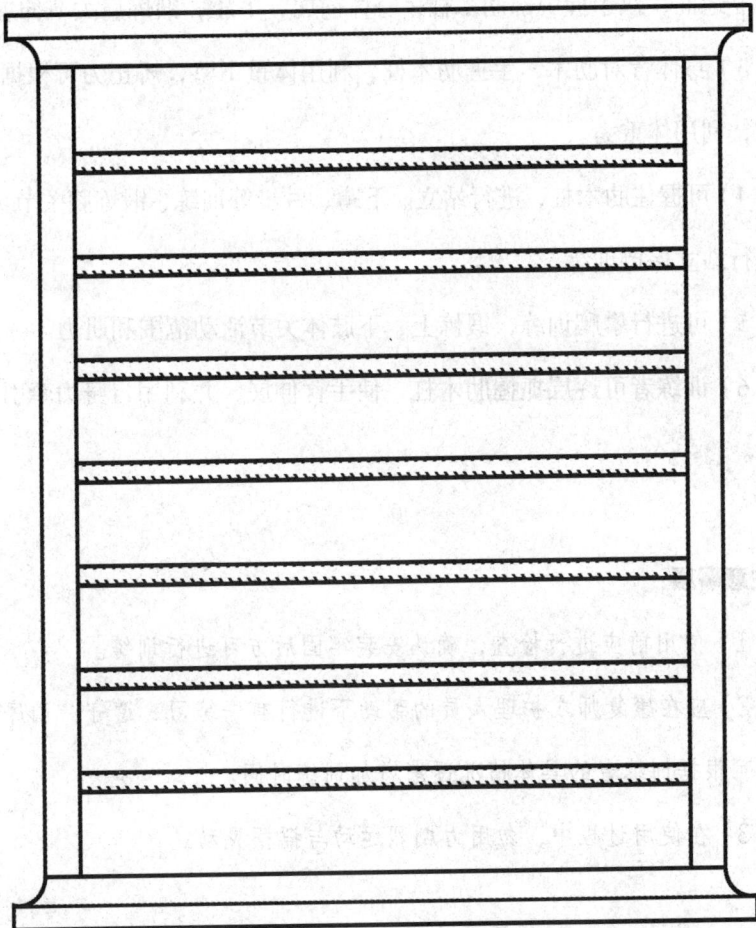

肋木的使用方法：

（1）训练者双手握肋木杠，双脚靠近肋木，身体尽量向后挺，保持、再拉动身体向前，可锻炼肘关节屈伸及上肢肌力。

（2）训练者双手握肋木杠，利用体重压向肋木，双脚距离肋木越远，矫正力越大；训练者双手高举握肋木杠，保持，悬空身体，锻炼肩上举受限；也可站立地面，双手握中部肋木杠，身体前屈，下压，锻炼肩关节伸展。

（3）身体背对肋木，手握肋木杠，利用体重下坠，矫正力可根据上肢承受能力，利用体重力。

（4）可握住肋木杠，进行站立、下蹲、弓步等训练，锻炼膝关节灵活度，也可进行站立保持训练。

（5）可进行攀爬训练，锻炼上、下肢体关节活动范围和肌力。

（6）训练者可逐层抓握肋木杠，使手臂伸展，并利用自身力牵引手臂进行训练。

注意事项：

（1）使用前应进行检查，确认安装牢固后方可进行训练。

（2）应在康复师或护理人员的帮助下进行有序练习，遵守"循序渐进"原则，可根据训练者的具体情况逐渐增加训练时间。

（3）在使用过程中，勿用力剧烈运动与摇摆晃动。

训练床（台）

是供患者坐、卧其上进行各种康复训练的床（类似一张双人床）。

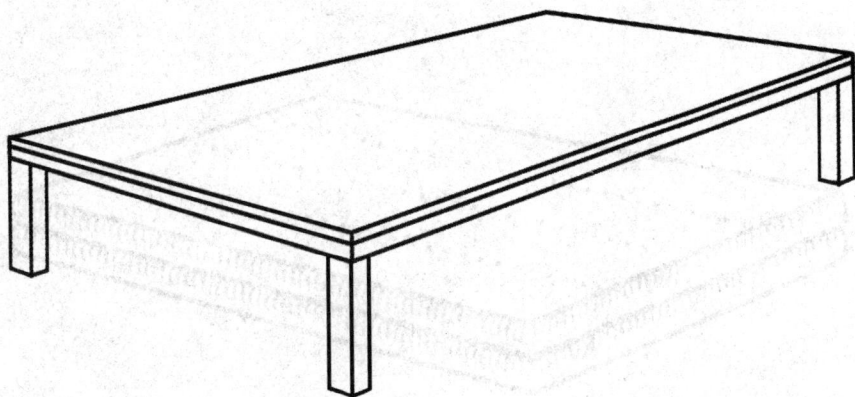

主要用于：

（1）患者的卧位、坐位动作训练，如偏瘫等四肢活动障碍的患者可在床上做翻身、坐起、左右及前后移动、爬行、床至轮椅之间的转移等训练。

（2）进行坐位及手膝位的平衡训练。

（3）对患者进行一对一的被动徒手训练。

（4）可以放于悬吊架下与悬吊架配合使用。

运动垫

和训练床有许多相似之处，互相替代使用。

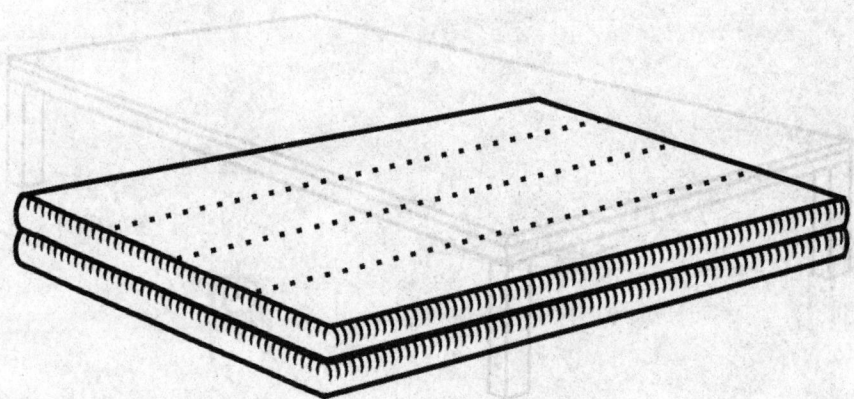

主要用于：

（1）患者卧位、坐位动作训练。

（2）坐位、手膝位的平衡功能训练，爬行训练。

（3）做训练辅助器材，如与肋木配合使用，做跌倒的防护垫等。

悬吊架

多为天井式万能牵引器。它是一个金属网状框架，悬吊固定于墙边，人可以在悬网下进行训练。

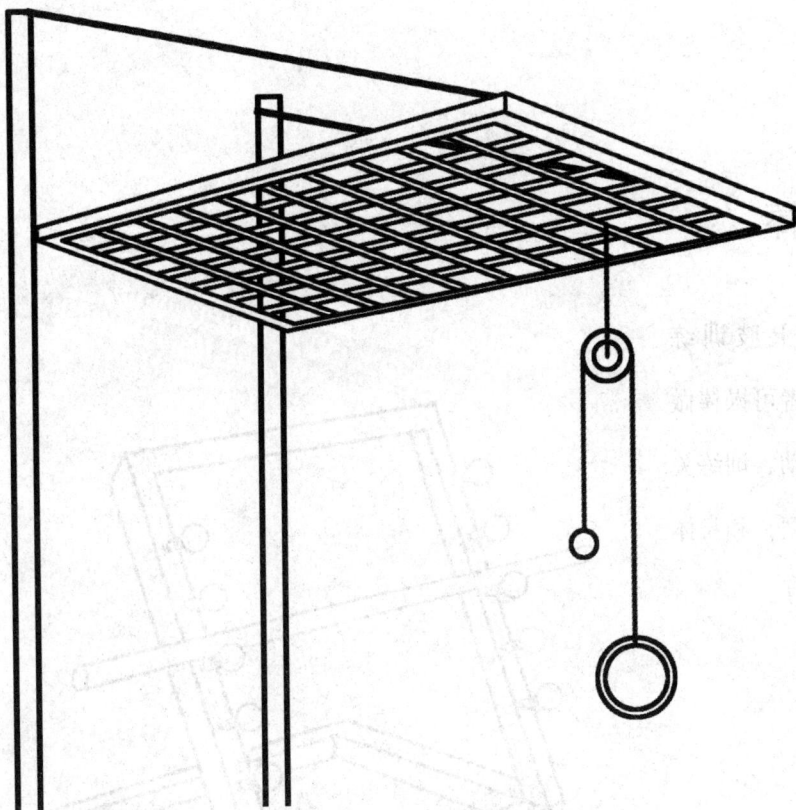

训练时可将挂钩、滑轮挂于网上，同时挂上可以滑动的绳索，将肢体悬吊起来，消除重力影响，通过改变躯体位置达到训练不同肢体关节的目的。

主要用于：

（1）肌力增强训练。

（2）进行增大关节活动度训练，调节悬挂重锤的重量来牵张关节周围的挛缩组织。

（3）进行调整、松弛训练，用悬吊带、悬吊弹簧把患者全身悬吊起来，可做松弛训练。

体操棒

做上肢训练用，患者可操棒做体操活动、训练关节活动度，和身体柔韧性等。

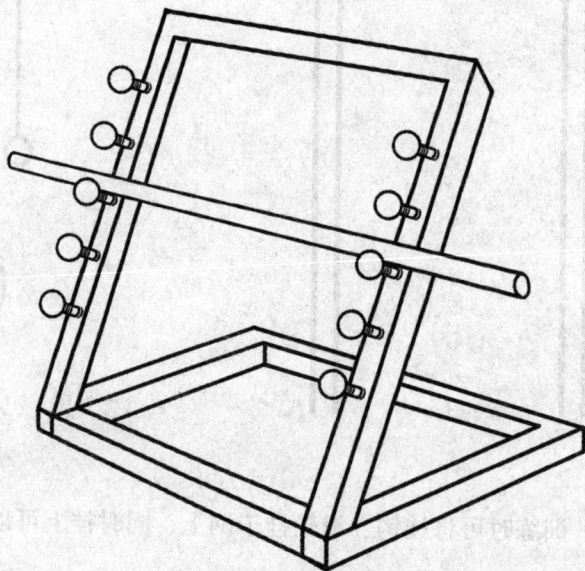

单轮固定脚踏车或功率自行车

是位置固定的踏车，患者可骑此车做下肢功能训练，在训练时可以调整增加阻力负荷，也可以记录里程。

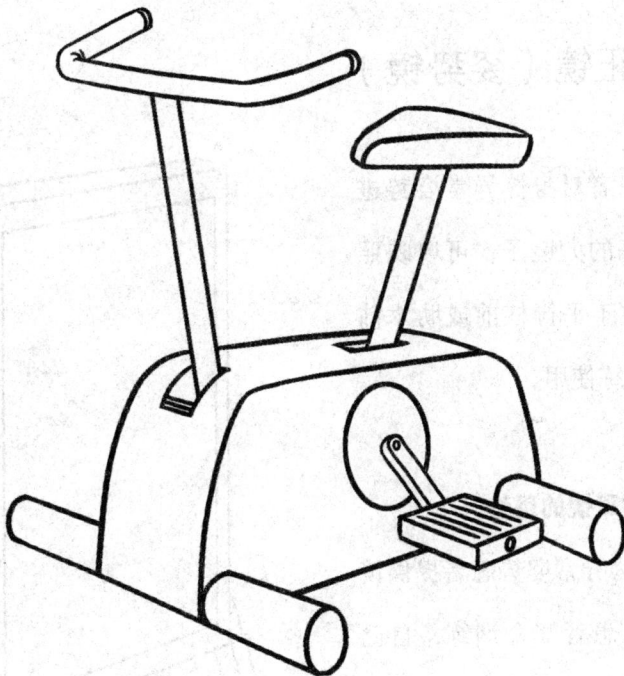

17

可用于：

（1）训练患者下肢的关节活动。

（2）增强下肢肌力。

（3）提高身体平衡能力。

（4）增加心肺功能。

（5）健身，提高身体整体功能。

姿势矫正镜（姿势镜）

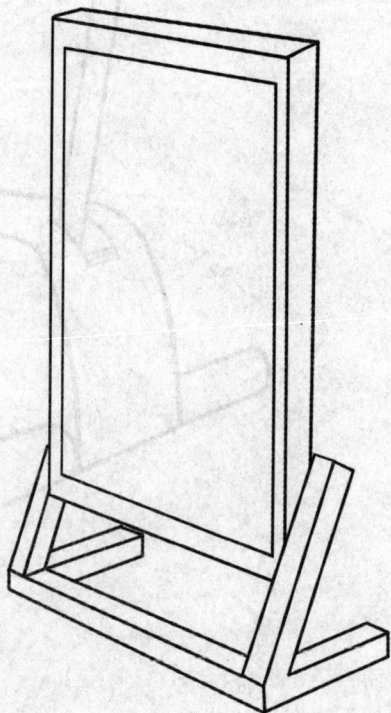

是供患者对身体异常姿势进行矫正训练的大镜子，可以映照全身。可放于平行杠前或肋木前后，配合训练使用。

姿势矫正镜的用途：

（1）为异常姿势患者提供镜像反馈，由患者配合训练，自己观察异常情况，加以纠正。

（2）配合控制不随意运动，提高平衡能力训练时使用。

（3）帮助面部神经麻痹患者进行表情肌的训练。

训练球

又称巴氏球，是充气或实心的大直径圆球．用法较多，尤在偏瘫及小儿脑瘫患者功能训练时应用为多。

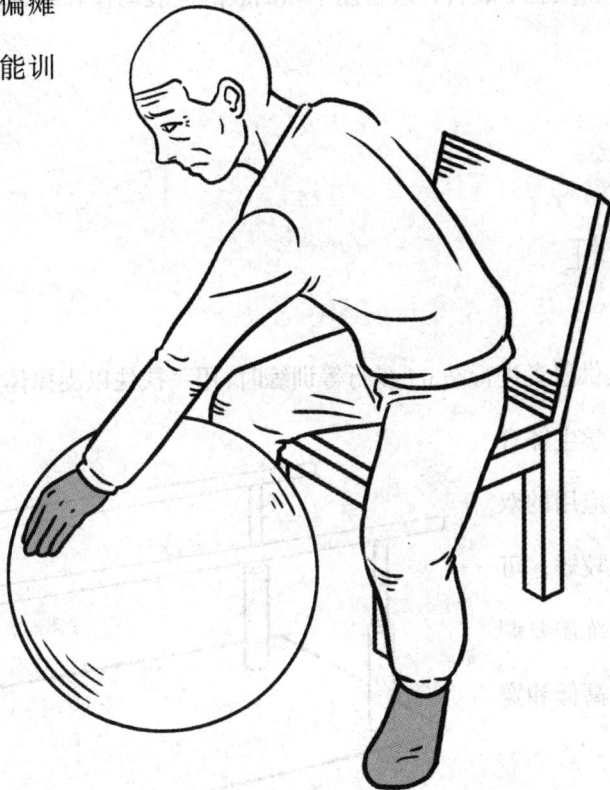

19

训练球主要用于：

（1）肌肉松弛训练，偏瘫患者可用患侧上肢推动球体前后移动，进行操球训练，克服患肢的屈曲痉挛。脑瘫患儿趴于球上，治疗师轻轻摇动球体，可以降低患儿的肌张力，缓解痉挛，从而有利于患儿加强随意运动。

（2）应用于平衡训练，脑瘫患儿趴于球上，双手前伸，治疗师双手握住患儿小腿，同时轻轻滚动球体，刺激并训练患儿小腿调整躯干、头及四肢的平衡，以加强平衡功能。

（3）综合基本动作训练，患儿趴于球上训练可以促进抬头控制、躯干的挺伸、刺激躯干旋转，改善躯干和四肢的伸展动作和综合动作反应能力。

平行杠

是供患者进行站立、步行等训练时，用手扶住以支撑体重的康复训练器械，类似于学生体育运动时应用的双杆，但较矮，可根据训练需要调节杠的高低和宽度。

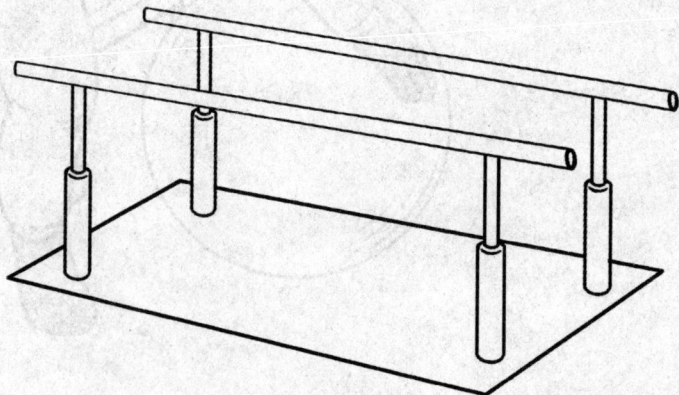

用途在于：

（1）**站立训练**：帮助已完成坐位平衡训练的偏瘫患者，继续训练立位平衡和直立感觉，提高站立功能。

（2）**步行训练**：用于所有步行功能障碍者，患者练习步行时，手扶木杠，可以帮助下肢支撑体重，保证身体稳定性，或减轻下肢负重。在患者拄拐杖步行的初期，为防跌倒，可以让患者先通过平行杠练习行走。

（3）**肌力训练**：利用平行杠做身体上举运动，可以训练拄拐杖步行所需要的背阔肌。也可用于步行所需臀部肌肉、腰方肌肌力的训练。

（4）**关节活动度训练**：患者用健足登在 10cm 高的台上手握住平行杠，前后左右摆动患侧下肢，做保持或增大髋关节活动的训练。

（5）**训练辅助**：与平衡板、内收矫正板、内翻矫正板、外翻矫正板等配合使用，在相应的训练中起辅助作用。

哑铃

由 1 ~ 10kg 若干个重量不等的哑铃构成一个哑铃组，供实际训练中选择直用，可进行肌力增强训练。

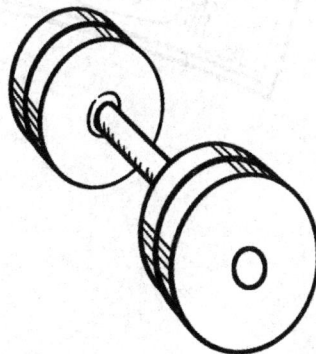

砂袋

　　训练用砂袋是装有铁砂的、具有固定重量的条形袋子,两端带有尼龙搭扣,可固定于肢体上作为负荷供患者进行增强肌肉力量的训练,砂袋系列一般为 0.5kg、lkg、1.5kg、2kg、2.5kg、3kg、4kg。

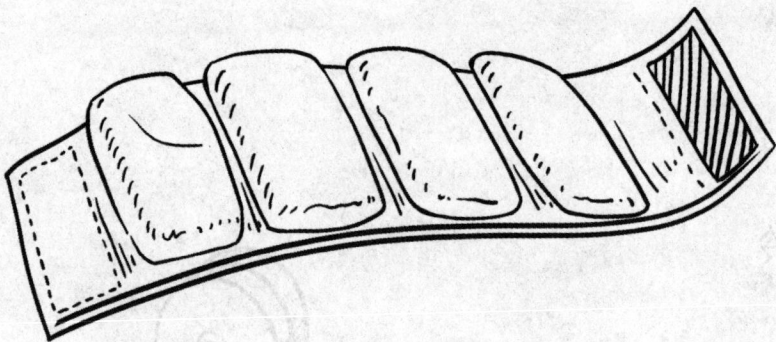

助行架（器）

　　有四条立柱的框架,带有扶手,患者可把持此助行架,稳定身体,练习行走。有的助行架由轻便的铝合金制成,可折叠,便于携带。也有的助行架前脚装有轮子,可推动前进,后脚装有橡皮垫,可起安全保护作用,以免速度过快,地面太滑,造成跌倒,各种带轮子的助行架又叫学步车。

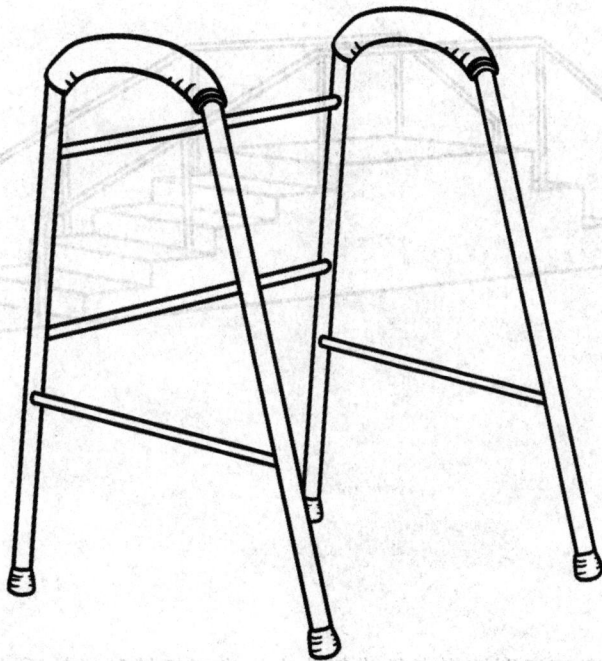

阶梯

　　是训练患者步行功能的多级台阶装置，类似楼梯。阶梯的每阶高度可根据患者步行功能的不同而加以选择，高度一般在 8 ～ 20cm 之间。阶梯两侧装有扶手，以供患者扶持。

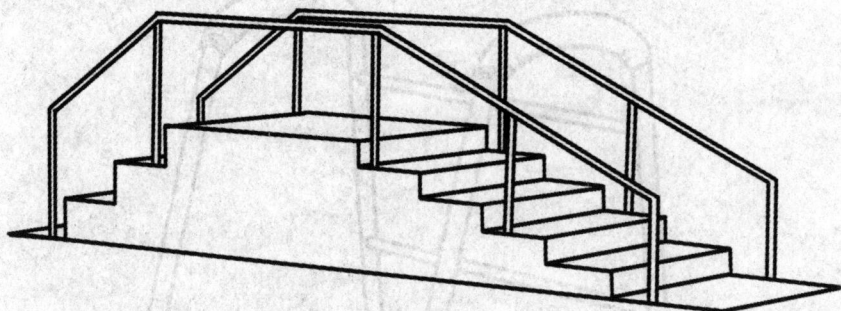

　　阶梯主要用于训练患者的步行能力，患者把持阶梯扶手或拄拐可进行上下台阶的站立及步行训练。

训练用倾斜床

又称起立床、倾斜台。是一张电动或手动的平板床，患者卧于床上，固定好身体，启动开关，患者可由平卧位逐步转动立起达到站立位，倾斜床可固定于0°～90°之间的任一倾斜位置。

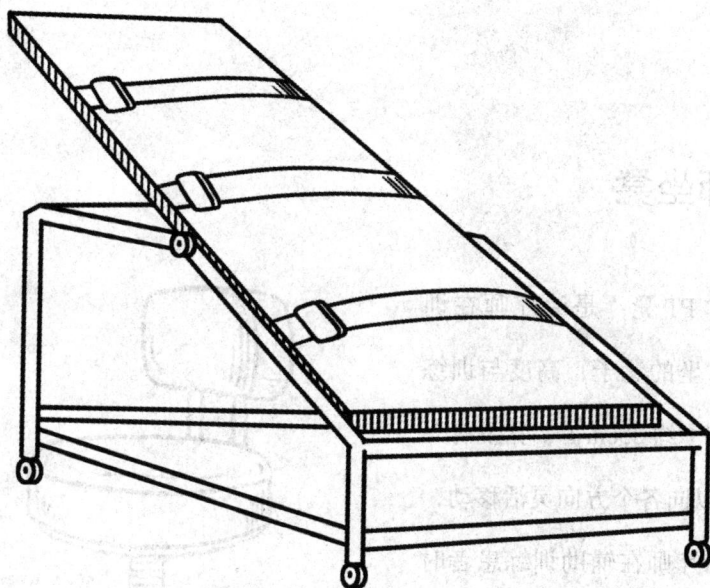

倾斜床用途在于：

（1）站立训练：对刚刚开始恢复立起训练的重症患者如偏瘫患者，利用倾斜床做渐进适应性站立训练。这些患者经过长期卧床之后，不能从卧坐位一下子突变到站立位，需要首先用倾斜床开始适宜角的斜位站立训练，通过逐步增大倾斜角度，使患者的身体功能逐渐适应重心的升高，同时还可以防止直立性低血压反应的发生。

（2）防止卧床综合征，对长期卧床不能站立的患者进行斜床站立训练，可以预防因为不能站立行走而发生的并发症（又称卧床综合征、制动综合征或失用综合征），如骨质疏松、关节挛缩、肢体畸形、深静脉血栓形成、心肺功能低下等。

治疗师坐凳

又称 PT 凳，是治疗师在训练患者时坐的凳子，高度与训练台相适应（约35cm），凳下有万向轮，可以向各个方向灵活移动，以适应治疗师在辅助训练患者时应用，如治疗师面对患者坐于其前方凳上，手扶患者膝部或骨盆，辅助患者做向前步行训练，这时治疗师坐凳自然后退以配合训练的进行。

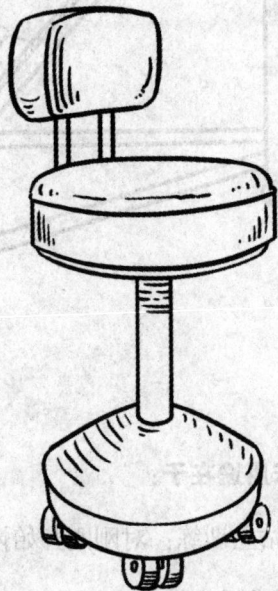

平衡板

　　是一块结实的平板，平板下一面固定于半圆底座上，患者站或坐于平板上主动晃动，用以训练平衡功能。常与平行杠配合使用，平衡杠起辅助支撑和防护的作用。

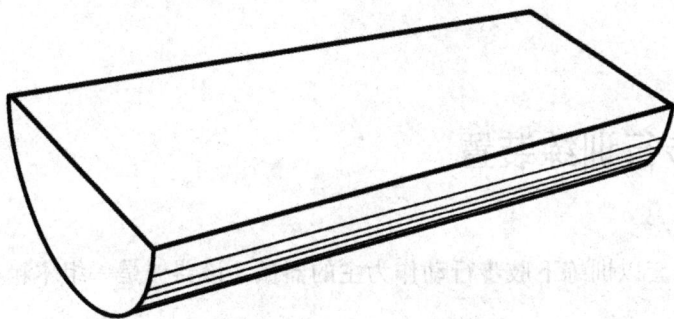

踝关节矫正板

　　是不同角度的楔形小板，也有可调节角度的金属板，根据需要变换角度。对踝关节挛缩变形的患者，如马蹄足、内翻足、外翻足，可在固定患者站立位后足下放置矫正板，来逐渐纠正畸形，使脚放平。如纠正内翻足，矫正板由足底外侧放入，内低外高；如矫正外翻足，矫正板由足底内侧放入，外低内高；如矫正马蹄足，矫正板由足底足尖侧放入，足跟低足尖高。

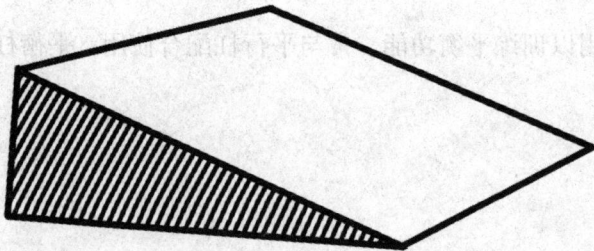

实用步行训练装置

是一套以训练下肢步行动作为主的器械，该器械是一组木箱，也可为其他材料。

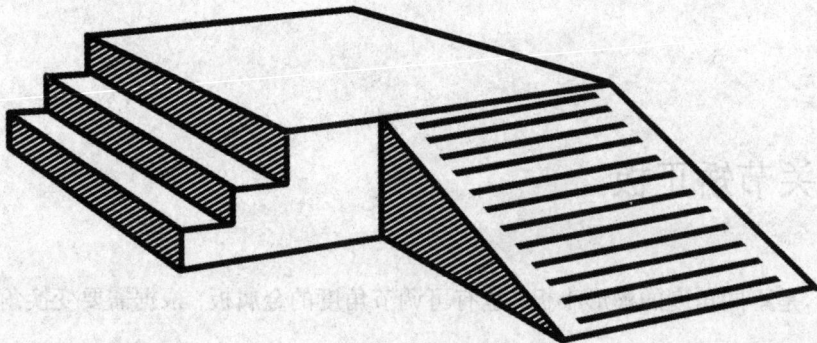

这些木箱体具有不同的形状，模拟在实际步行中可能遇到的斜面、台阶以及不同的障碍物，根据训练的需要这些木箱可以做不同的组台。

用途在于：

（1）步行训练：可对患者进行实用步行动作训练，包括上下斜坡、上下台阶、跨沟等。大小台阶（木箱）按顺序放置在平行杠之间，也可以做初步的阶梯步行训练。

（2）综合基本动作训练：使用轮倚的患者可以用此装置训练驱动轮椅上下斜坡、上下台阶的功能。

（3）训练患者的关节活动度和肌力：把小台阶箱放置在平行杠之间，让患者踩着台阶上下，使身体抬起或落下，从而可以训练躯干肌和下肢的肌力；如果用健足站在小台阶上，手扶平行杠，前后方向摆动患侧下肢，则可以做髋关节活动度的训练。

跑台

又称活动平板，用于行走及跑步运动训练。常用的跑台有两种，一种是运动训练用的跑台，器材本身无动力，靠患者在跑台上行走的动力使胶皮带滚动，跑台皮带滚动速度与患者的运动速度和能力成正比，从而可以训练患者行走速度和耐力。而临床上常用的另一种跑台是电动的，既可用于行走运动训练，又可进行某些方面的行走功能评定。电动跑台能够变换步行速度和倾斜度，从而可设定对患者训练的运动负荷量，可以用来训练患者步行能力、矫正步态、提高耐力等。

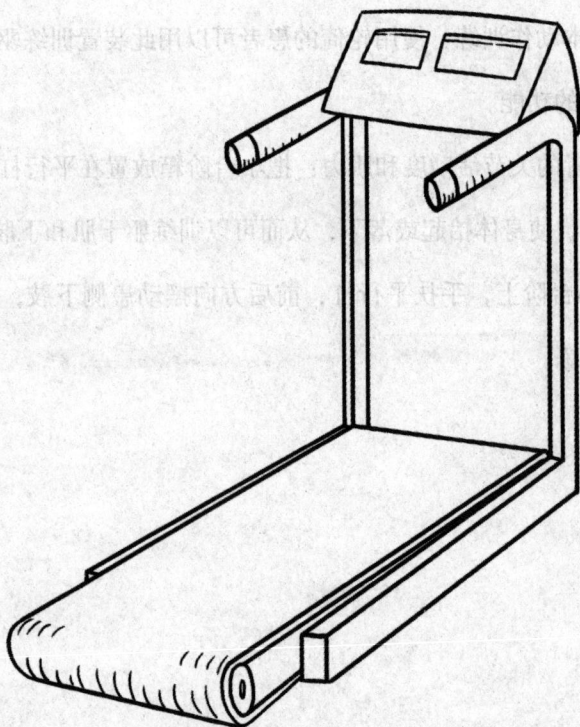

砂磨板

砂磨板是进行上肢功能训练的台子，用于上肢肌力、协调性和关节活动度训练。

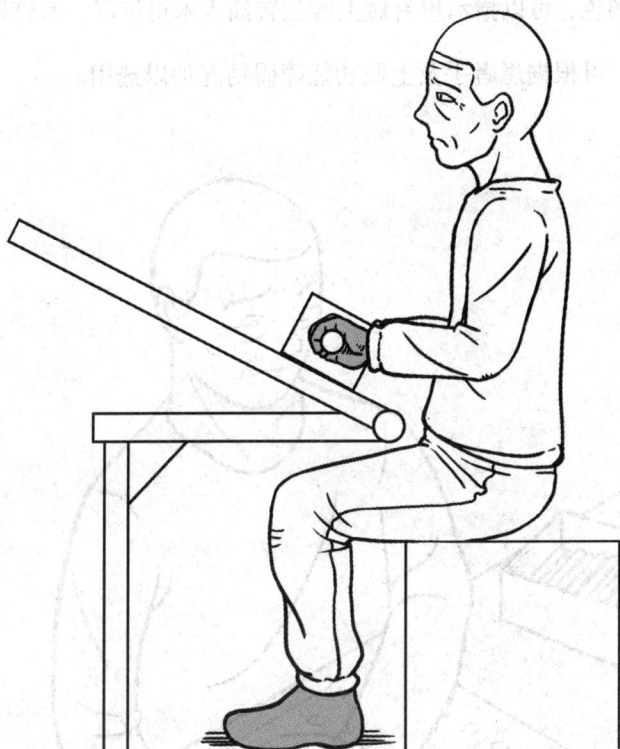

砂磨板的使用方法：

（1）患者坐在砂磨板边，推动磨具，训练上肢和关节活动的力度。

（2）患者可从坐位开始训练，再逐渐改为立位姿势训练，进行不同体位的运动协调能力训练。

木钉板

　　可用以训练偏瘫患者的手、上肢功能及运动协调性。患者可手持木钉，插入木钉盘的孔中，训练手动作的协调性和手眼之间配合的协调性。木钉两端标有不同颜色，可以指示患者做上肢翻转插入木钉练习。木钉板有大、中、小不同型号，可根据患者手及上肢功能障碍情况加以选用。

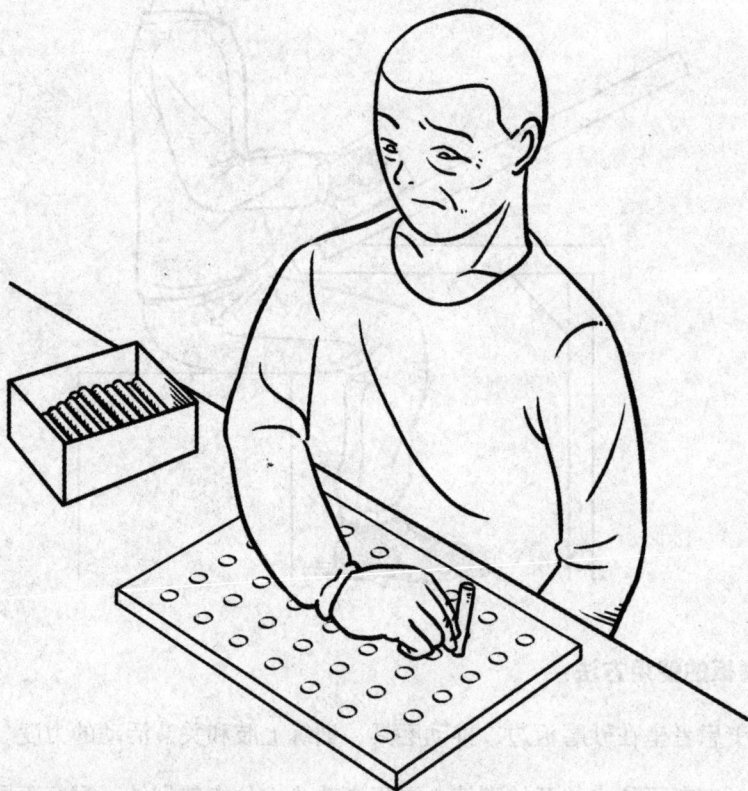

滚桶

滚桶是训练患者上肢功能的一种长圆柱状器械。

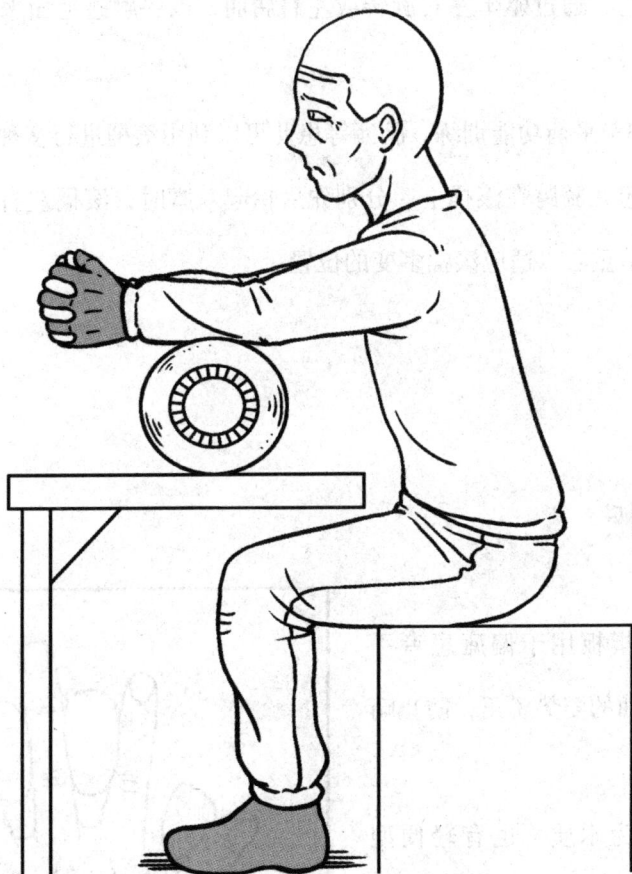

滚桶的使用方法：

（1）协调性训练、关节活动度训练。偏瘫、脑瘫等运动失调患者，坐在训练桌前，双臂压于滚桶上，在桌上推动滚桶，可以训练上肢粗大动作的协调性以及上肢的关节活动度。

33

（2）综合基本动作训练。脑瘫等患儿可以利用滚桶进行多种综合基本动作训练，例如患儿俯卧，将滚桶置于其胸下，双上肢伸直放在滚桶前，可以训练患儿的抬头功能；可以进行躯干旋转能力训练，患儿分腿坐在适当大小的滚桶上，通过躯干左右旋转或左右屈曲，以手触碰地面来增强躯干的旋转功能。

（3）平衡功能训练。脑瘫等患儿可以利用滚桶进行多种平衡功能训练，例如，患儿骑跨在滚桶上，分别先后抬起双脚时，滚桶左右滚动，迫使患儿不断调节重心以适应滚桶多变的位置。

分指板

分指板用于偏瘫患者手痉挛屈曲的姿势矫正，防止畸形。

多为木质（也有轻便型塑料板或三合板制），训练时，把患者手指分别放到分指板之间的指槽内，使 5 个手指呈伸展位分离状态。再用固定带把手掌固定，以克服手指屈曲。

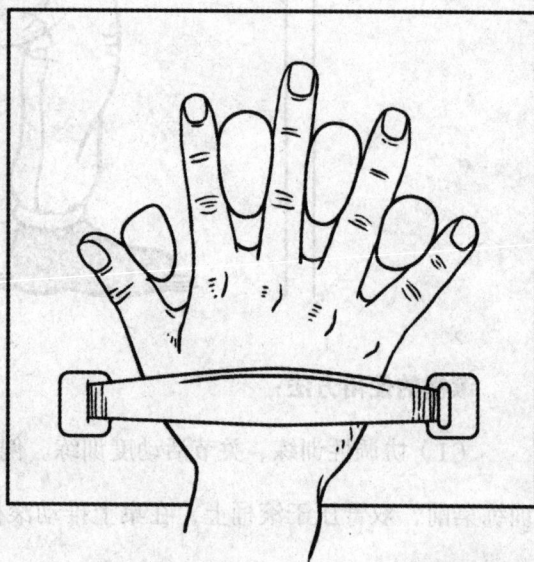

第三章

开始训练
——偏瘫家庭康复训练内容和方法

训练正确的卧姿

适用对象为卧床的偏瘫患者,目的是为了防治并发症,促进运动功能恢复。包括患侧卧位、健侧卧位、仰卧位、半卧位四种方法。卧位时候可以对患者进行被动关节活动训练,防治关节僵硬和畸形。

1. 患侧卧位

患侧在下,头枕枕头,后背用枕头支撑;患侧上肢前伸,手心向上;患侧下肢伸展,膝关节微屈;健侧上肢自由位,下肢呈迈步位并放置在枕头上。

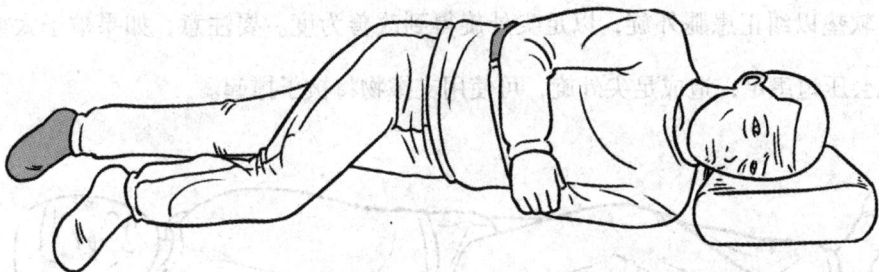

注意:图示为左侧瘫痪,手和脚的阴影部分表示左侧肢体瘫痪,全书都用这种方法来表示,特此说明。

2. 健侧卧位

健侧在下，头枕枕头；患侧上肢用枕头垫起，上举100°；患侧下肢、屈膝，并用枕头垫起；健侧肢体自由位。

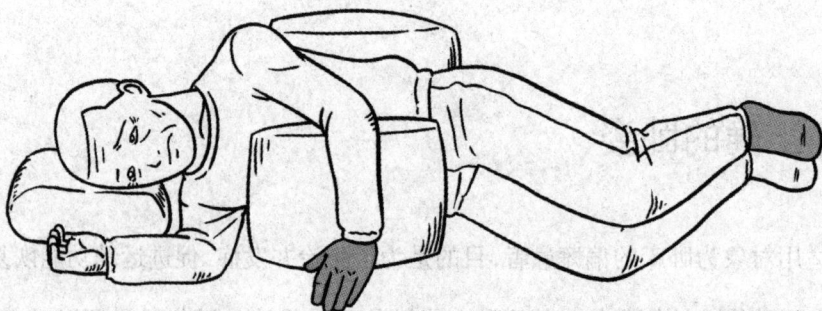

3. 仰卧位

头枕枕头，枕头勿太高。在患侧肩部、臀部下面放置薄枕或软垫，将其稍稍垫高。患侧上肢放于体侧，一定要处于伸肘、伸腕的体位，并避免前臂处于旋前位（即手心向床面）。避免肘关节屈曲。手指可以自然放置。患侧膝关节下可以用直径数厘米的软物支持，也可不支持。可在患侧下肢外侧放置软垫以纠正患腿外旋，以足尖外旋得到改善为度。要注意，如果被子太重也会压迫患足，造成足尖外旋，可使用支撑物将被子撑起。

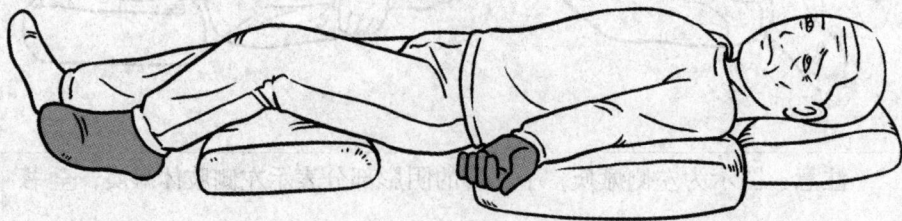

4. 半卧位

患者后背、肩部、手臂、下肢用枕头支撑，患侧上肢伸展，下肢微曲。

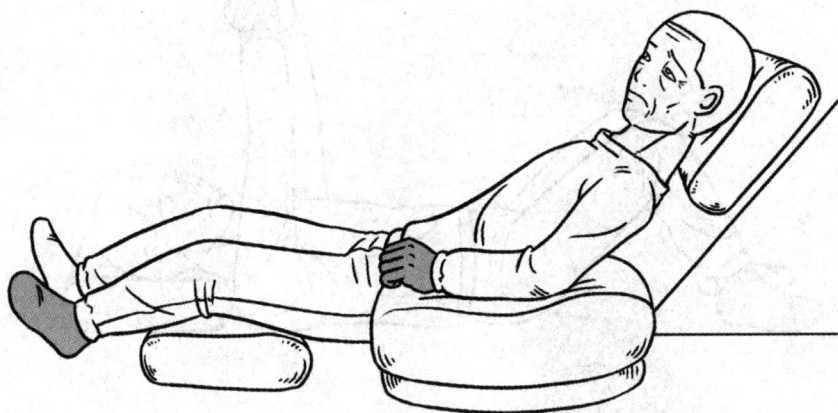

翻身训练

适用对象为卧床时自己不能翻身或翻身有一定困难的偏瘫患者，目的是为了：①提高患者在床上的活动能力；②训练躯干旋转，缓解痉挛；③改善患侧肢体的运动功能；④防治并发症。包括向患侧翻身、向健侧翻身训练两种方法。

1. 向患侧翻身训练

患者仰卧，双手叉握，患手拇指压在健侧上；双上肢伸直，指向天花板，

下肢屈曲；双上肢向患侧摆动，借助惯性带动身体翻向患侧。（注意：图示
为左侧瘫痪）

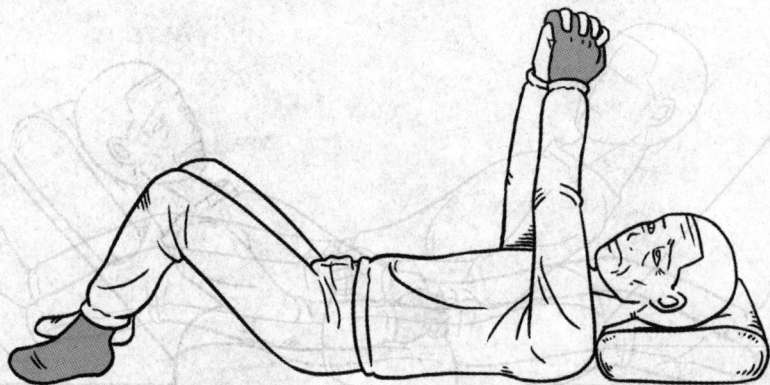

健侧下肢跨向前方，调整为患侧卧位。

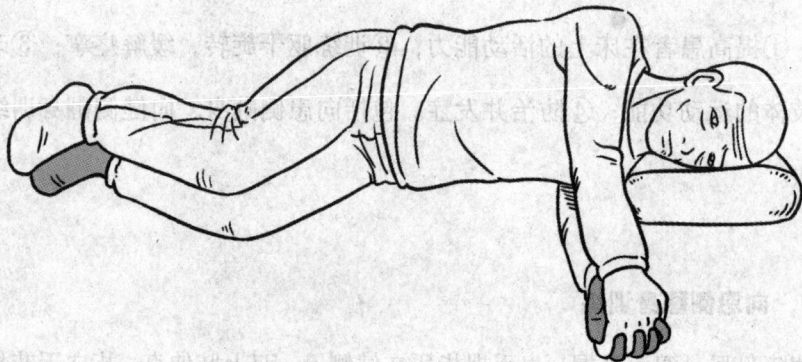

2. 向健侧翻身训练

患者仰卧，用健侧脚勾住患侧小腿。

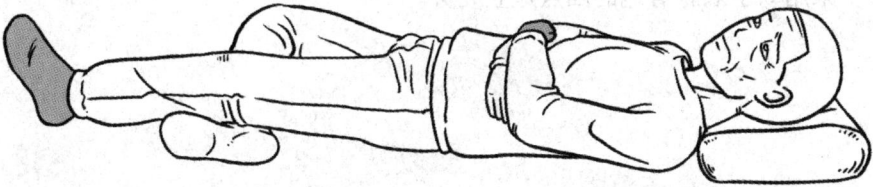

借助于惯性带动身体翻向健侧。（注意：图示为左侧瘫痪）

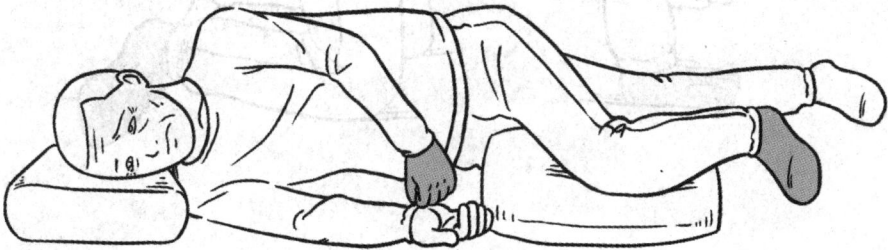

爬行训练

1. 患者练习四点跪立

采用双手双膝着地的四点跪立姿势。

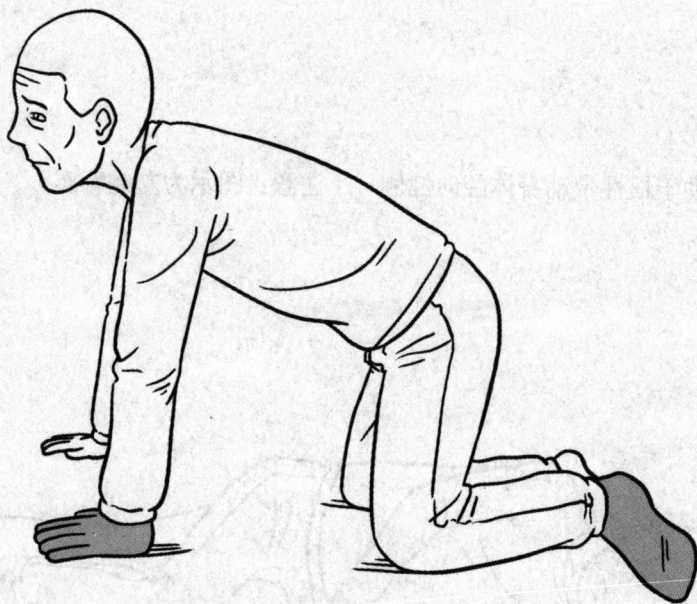

身躯可以向前或向后摆。

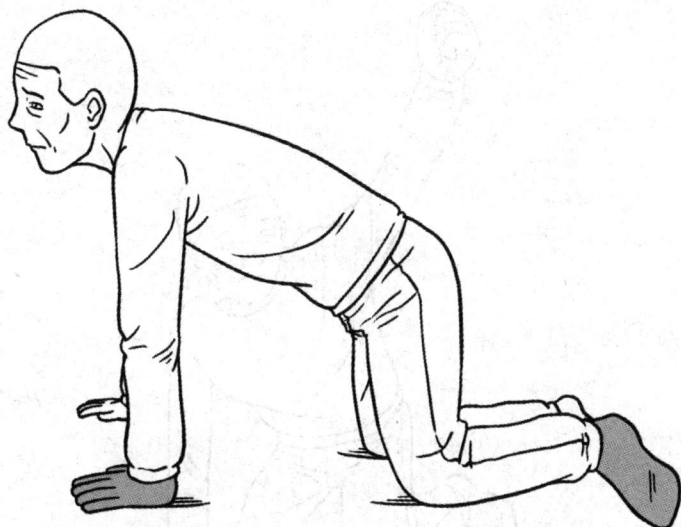

身躯也可以向左或向右摆动。

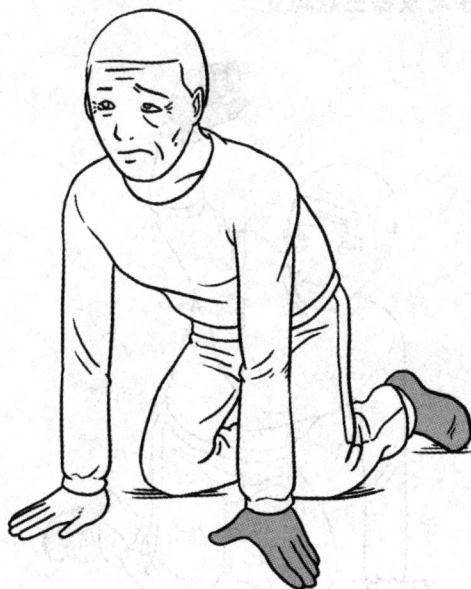

（注意：图示为左侧瘫痪）

2. 练习患侧手与双膝三点跪立

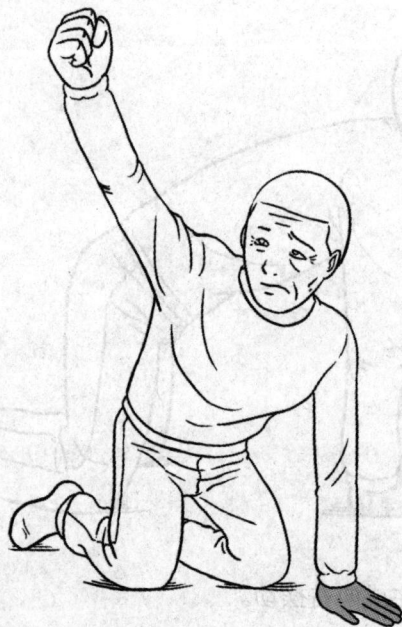

3. 练习健侧手与双膝三点跪立

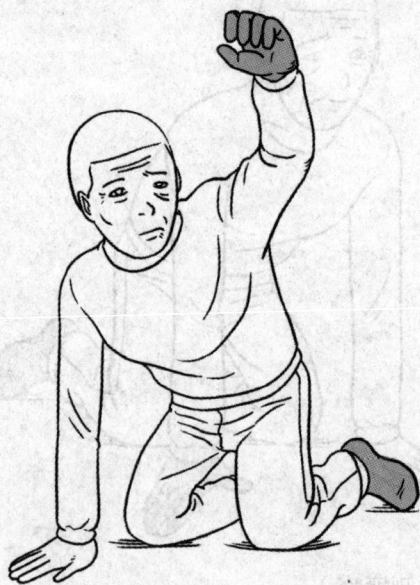

4. 练习健侧手和患侧腿两点跪立

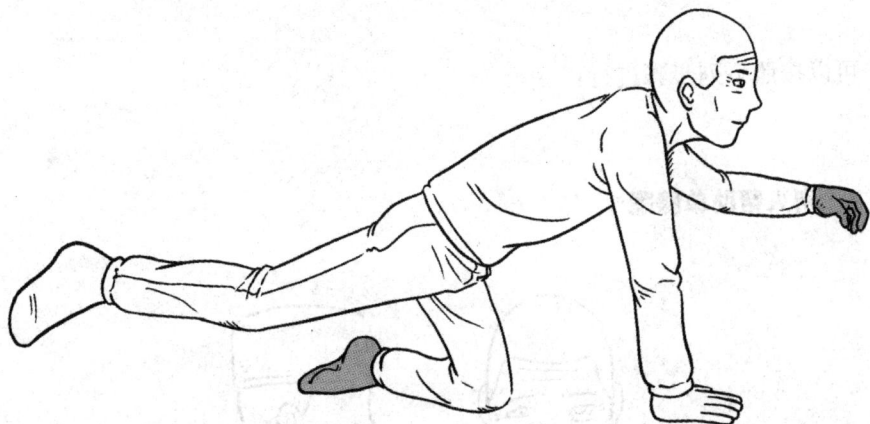

5. 练习患侧手和健侧腿两点跪立

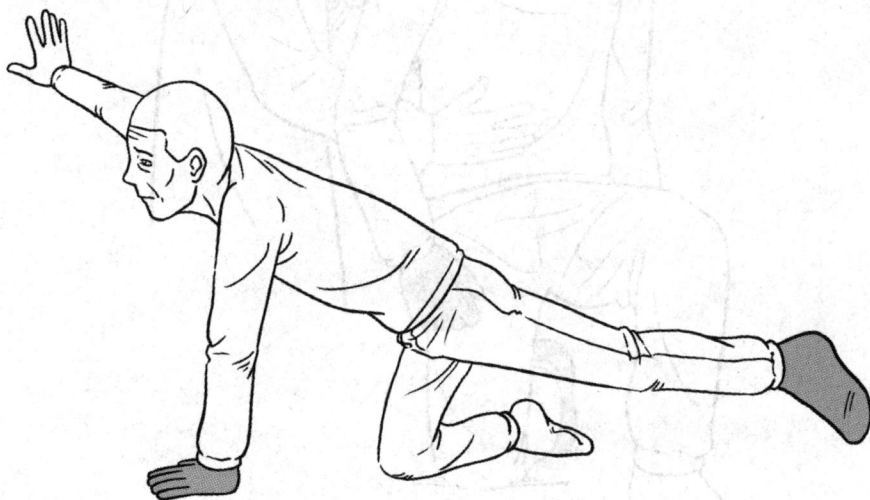

（注意：图示为左侧瘫痪）

43

跪行训练

可以按照下列步骤进行：

1. 别人帮助单膝跪

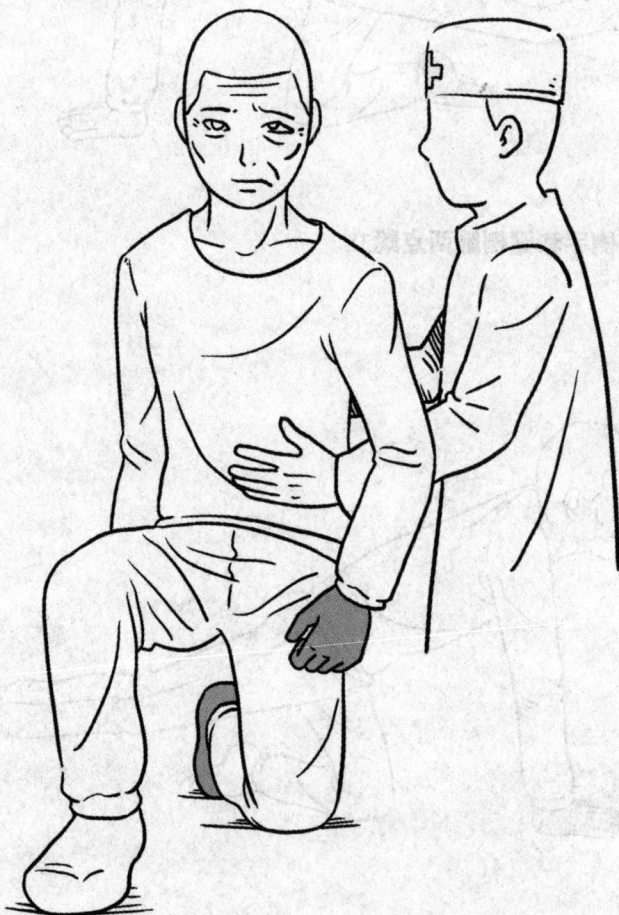

2. 自己单膝跪

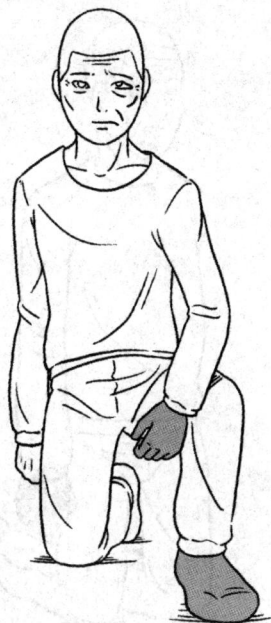

3. 练习双膝跪

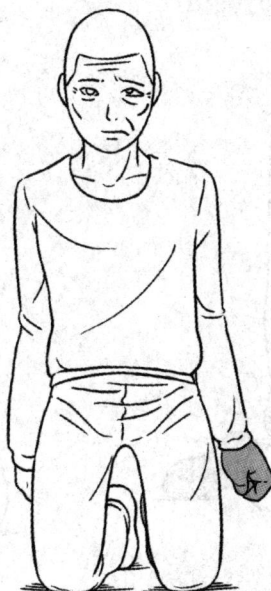

4. 练习双膝走路

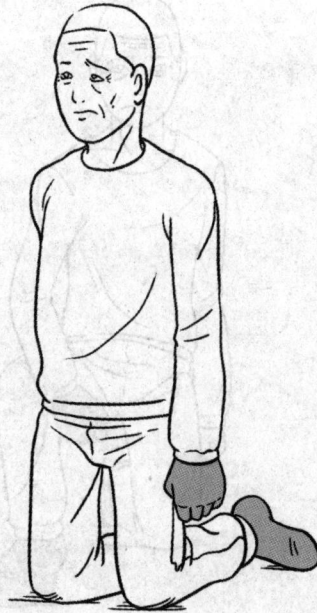

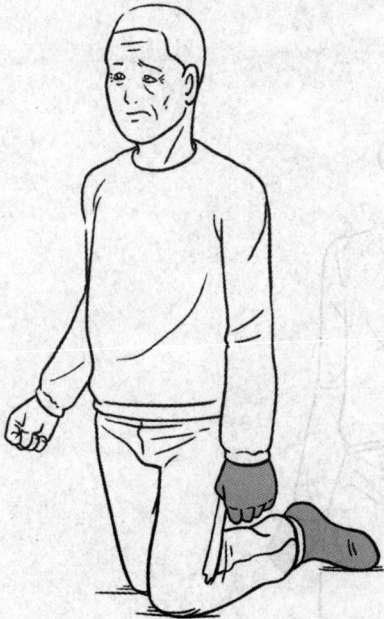
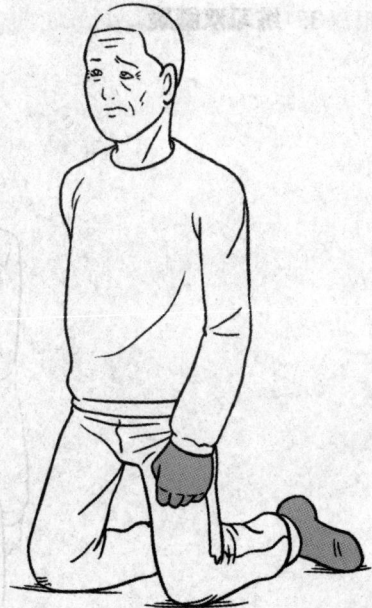

坐起与坐稳训练

适用对象为从仰卧位坐起来有一定困难及不稳的偏瘫患者。目的是为了：①通过训练使患者容易坐起来，且能坐稳；②提高日常生活自理能力；③为步行等下一步训练打好基础。具体方法包括患者在帮助下坐起、自己坐起和坐稳训练三种。

1. 患者在帮助下坐起（注意：图示为左侧瘫痪）

患者仰卧；让患者在床上移动，使患侧靠近床沿并侧卧；将患侧下肢放置于床沿外，膝关节屈曲（即小腿下垂）；患者将健手伸到患侧，并推床而起。

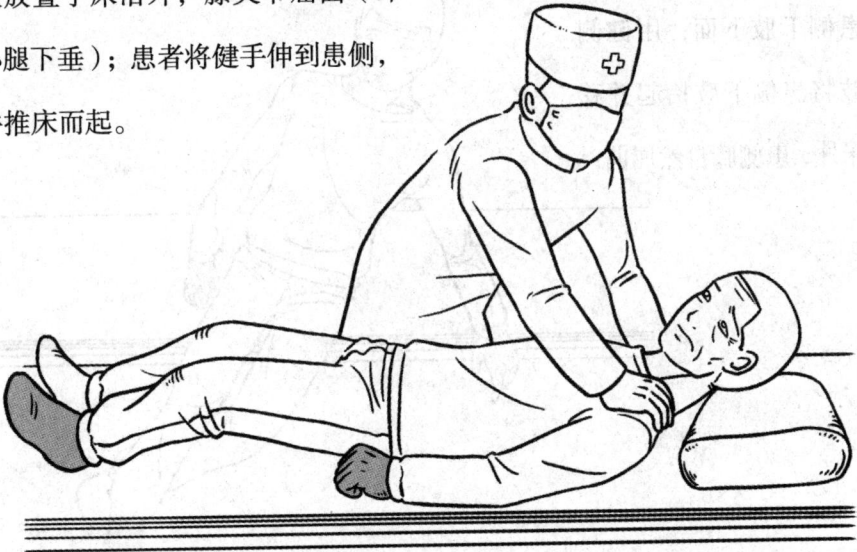

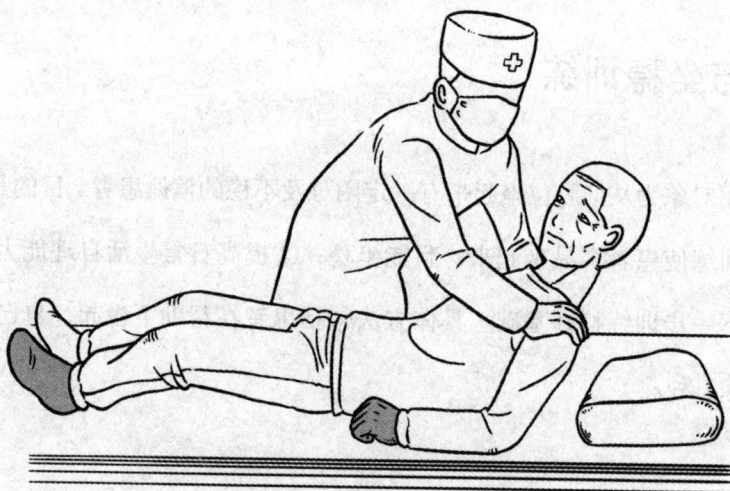

2. 自己坐起（注意：图示为左侧瘫痪）

患者仰卧；患者自己
挪到床边，将健侧下肢插
到患侧下肢下面；用健侧
下肢将患侧下肢抬起并移
到床外，患侧膝自然屈曲；

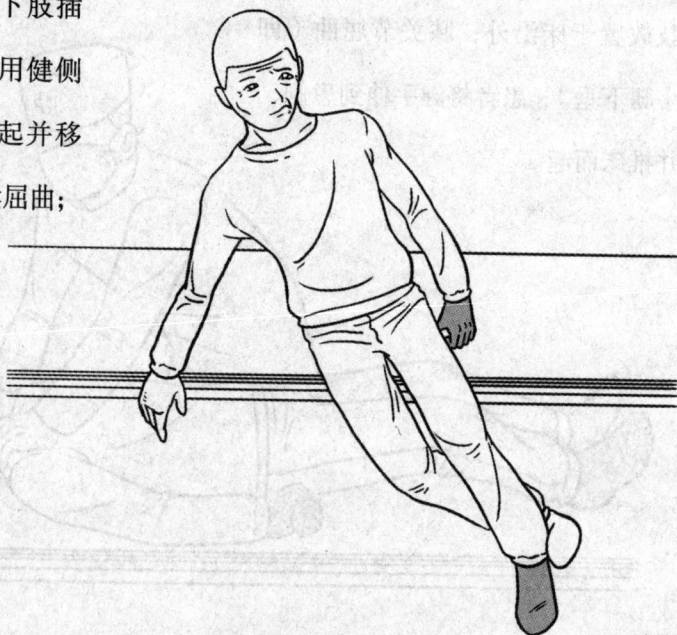

转头，躯干向患侧翻转，健手伸向患侧并用力推床直至坐直；同时移动健腿到床下。

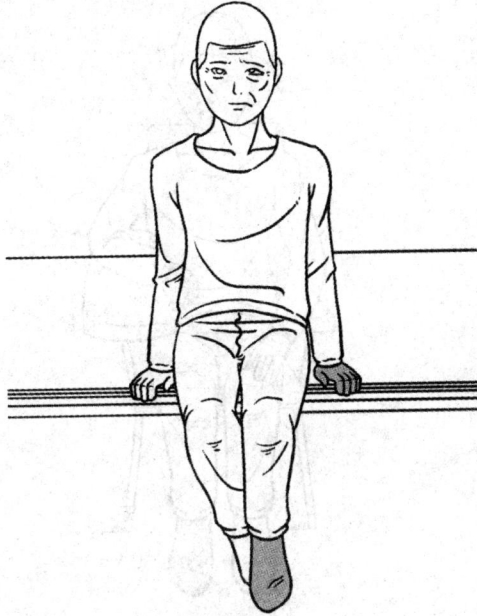

3. 床上坐位（注意：图示为左侧瘫痪）

患者后背加垫棉被，下肢自然伸直，上肢双手相握，食指交叉，健指在病指下方，自然伸肘将前臂和手放在胸前。

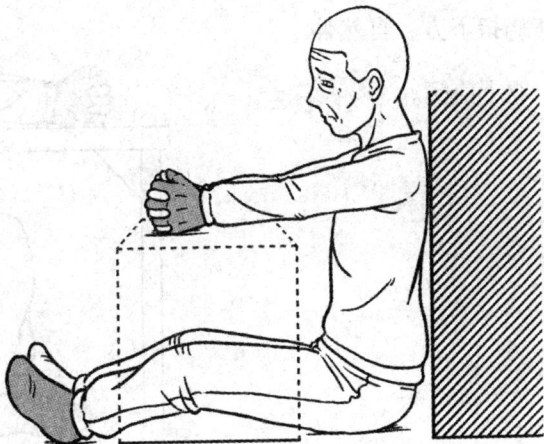

4. 椅子坐位（注意：图示为左侧瘫痪）

健肘放在扶手上，患侧肘伸手抱软垫。

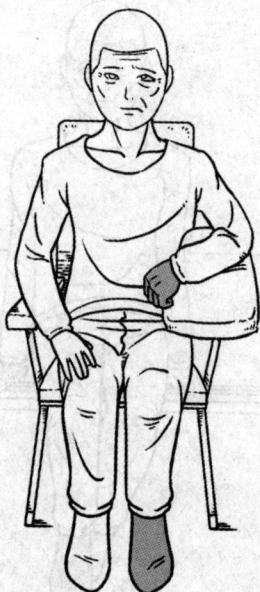

如进行活动时，双手相握，食指交叉，健指在病指下方，自然伸肘，躯干前倾。

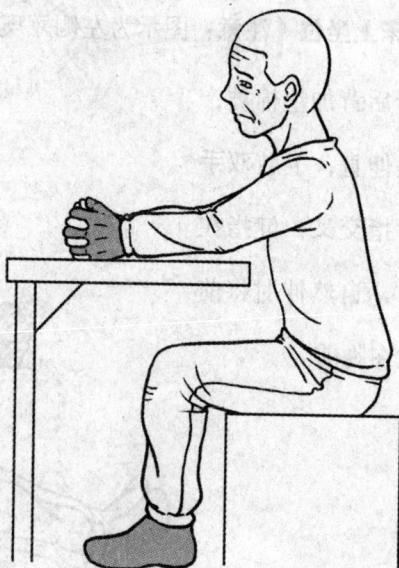

5. 坐稳训练（又称平衡训练）

（1）**辅助坐位平衡训练**（注意：图示为左侧瘫痪）

患者坐位。训练者坐在其患侧，一手放在患侧腋下，另一手放在健侧腰部，将患者身体重心拉向训练者。

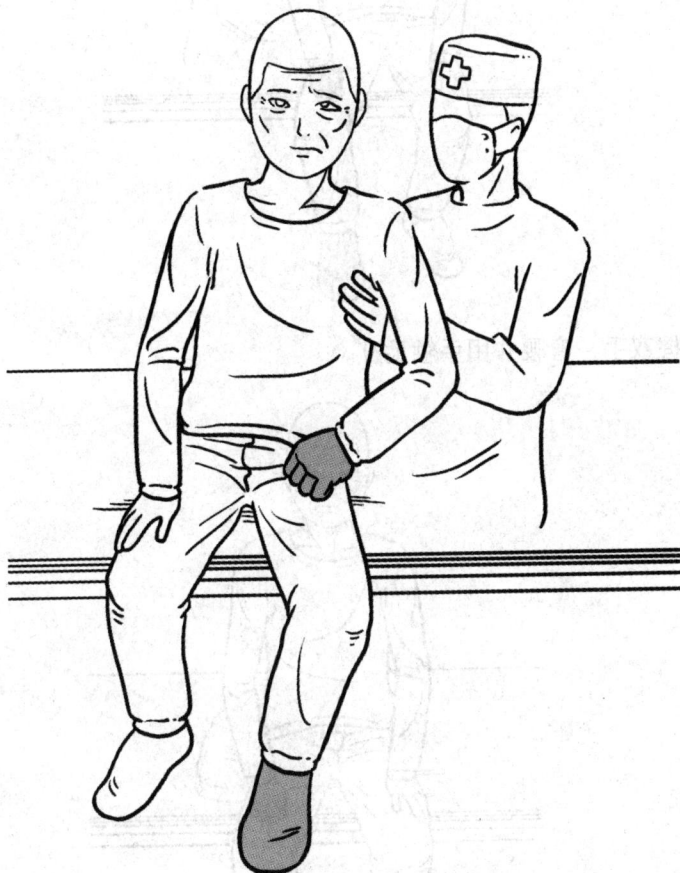

训练者一手抵住患侧腰部，另一手压住患侧肩部，嘱患者将身体重心尽量移向健侧。

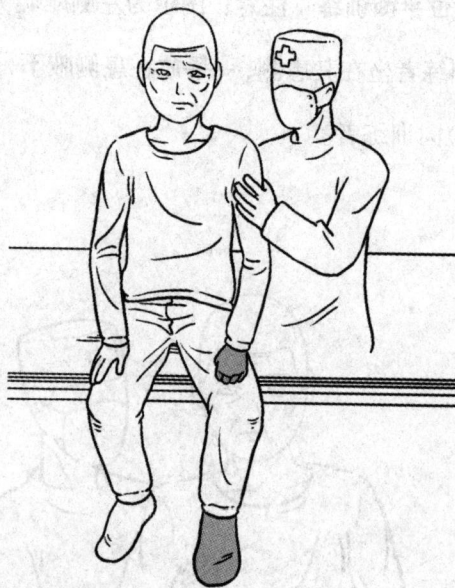

患者叉握双手，弯腰并用手触足趾。

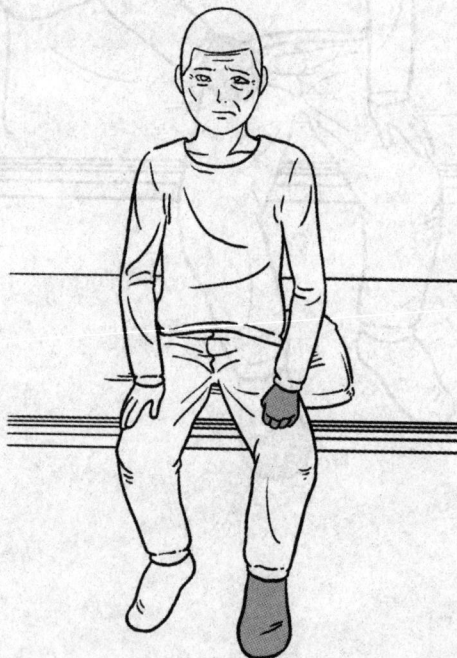

（2）端坐位平衡训练

患者健侧手握着床栏杆，治疗者扶住其肩部，不时把手放开，若患者要倒时，再将其扶住。

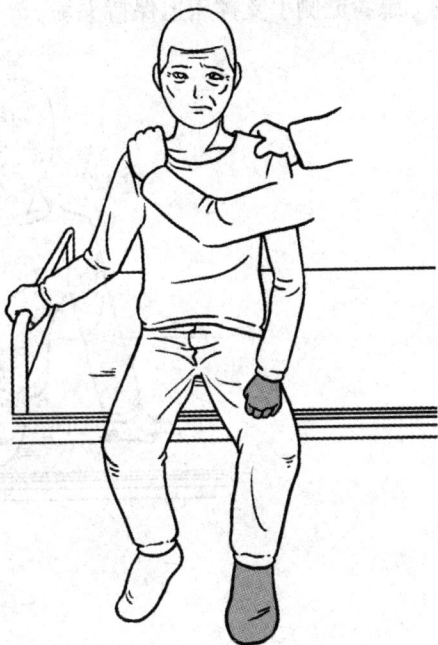

患者抓住床栏杆自己保持平衡。

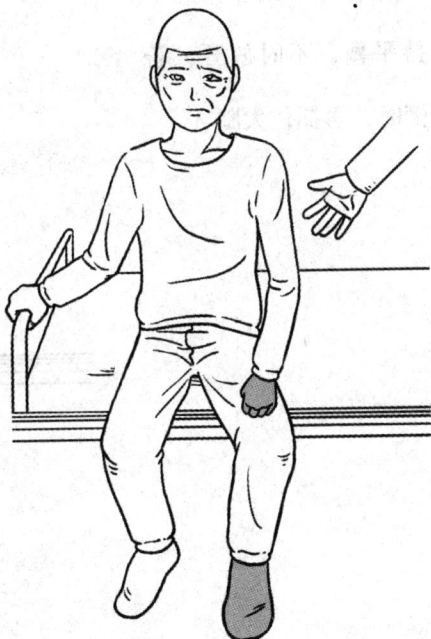

患者健侧手支撑床上保持平衡。

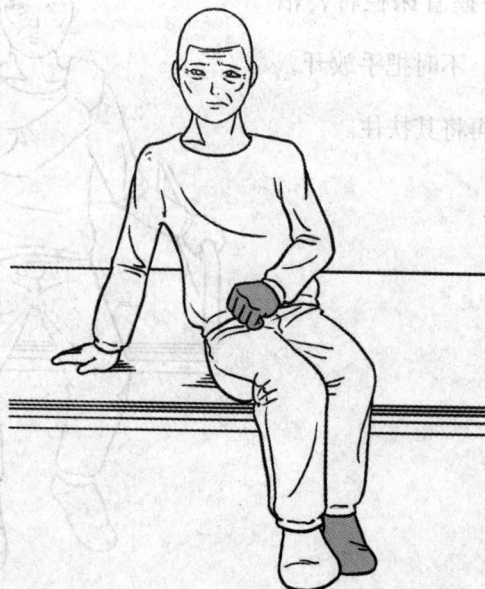

患者把手放在大腿上
保持平衡，不时放开，若
要倒时，再抓住大腿。

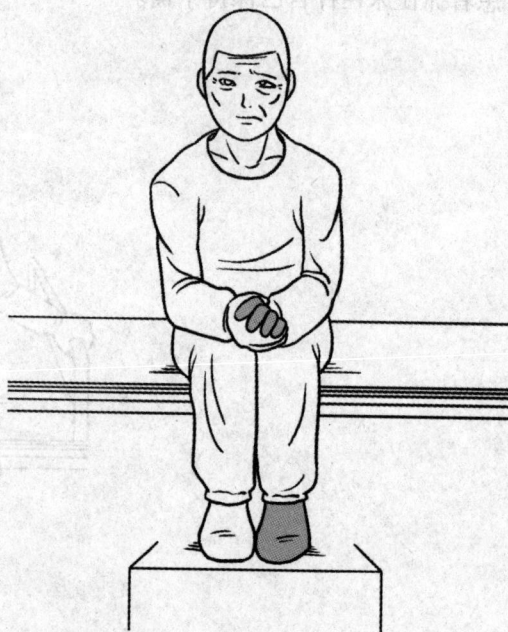

（3）坐位左右平衡训练

扶住患者坐在靠背椅上，患者双侧前臂互抱于胸前。健侧手托在患侧手之下。

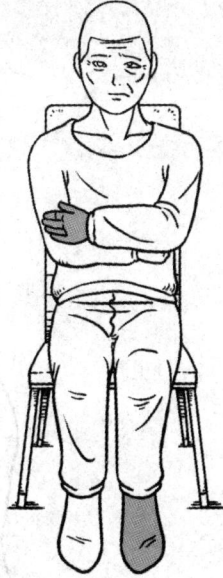

让患者慢慢向一侧倾，直到将倒不倒为止，将患者恢复到坐位，再训练另外一侧。

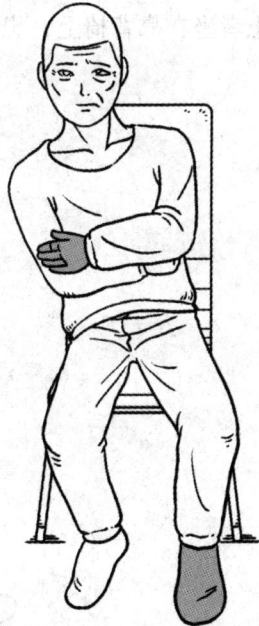

反复训练。

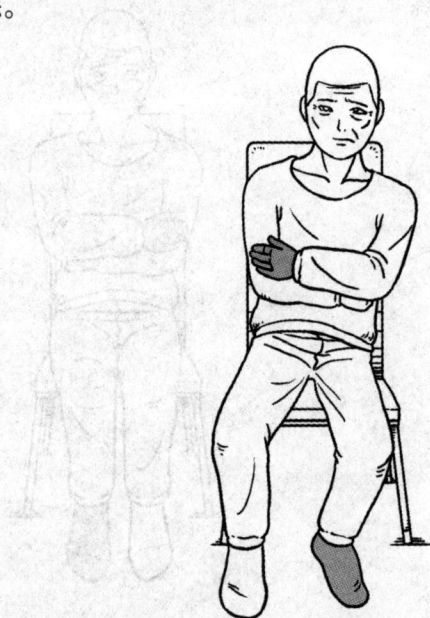

（4）坐位前后平衡训练

扶住患者坐在靠背椅上，患者双侧前臂互抱于胸前。

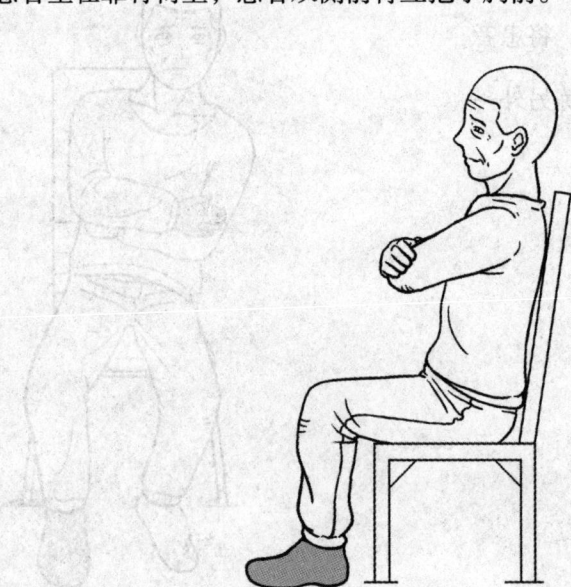

让患者慢慢前倾，直到将倒不倒为止，将患者恢复到坐位，反复训练，直到把患者向前后推都不倒为止。

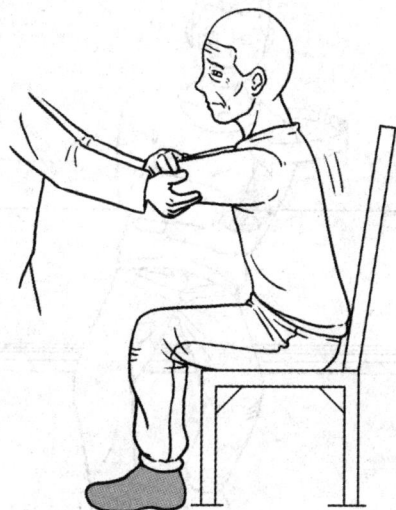

（5）坐位动态平衡训练

躯干左右侧屈。

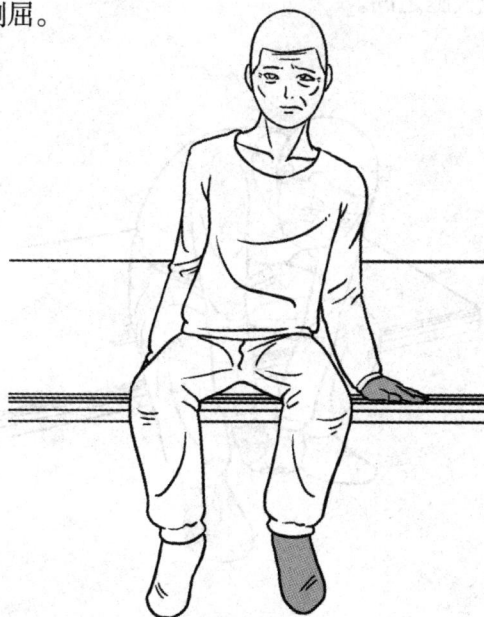

躯干左右旋转。

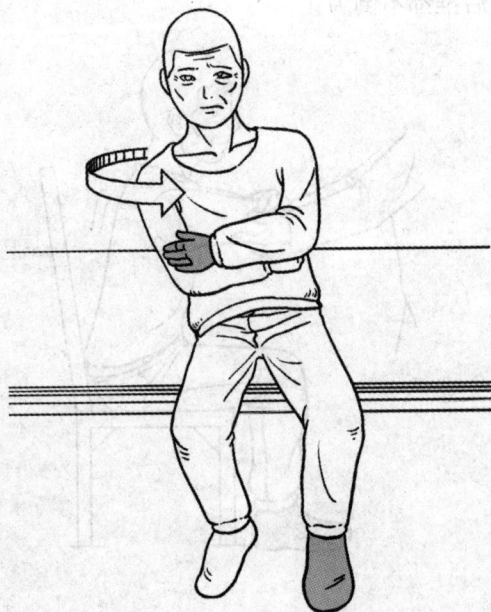

躯干前屈两手抵大腿之间。

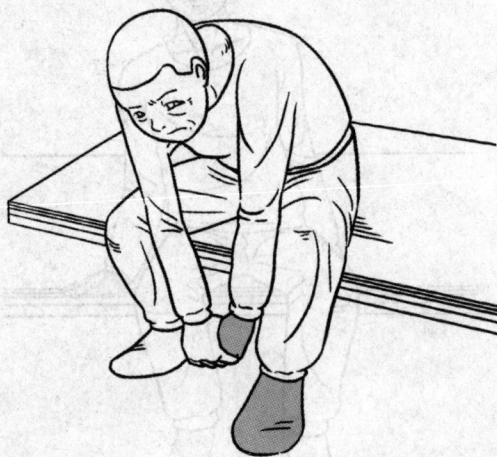

躯干斜向深度前屈，反复交替。

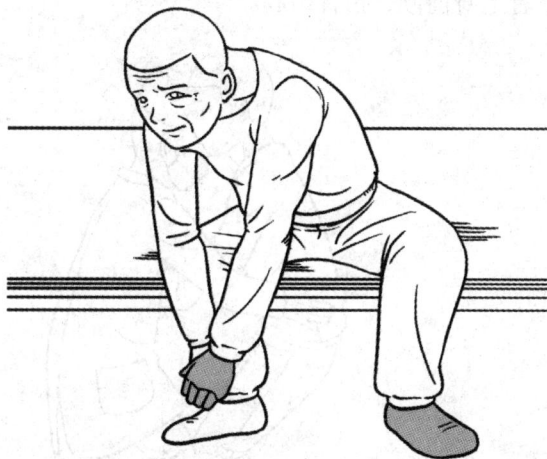

站立训练

适用对象为偏瘫侧下肢有一定的运动功能但站起来和行走有困难或姿势异常者。

目的是为了： ①使患者能从坐位站起来，增加下肢肌力，并能站稳；②改善平衡能力，纠正异常步态；③提高步行能力，尽可能达到正常行走。具体方法包括站起的训练、患侧下肢负重训练、训练患腿向前迈步、在侧方帮助患者行走、在后方帮助患者行走五种。（注意：图示为左侧瘫痪）

1. 站起的训练

（1）**辅助站立：** 患者坐位，双足平放在地上，双手叉握并伸向面前的小桌上（双上肢尽量伸直）；训练者站在患侧，一手扶持患膝，另一手放在患者臀部；嘱患者上身前倾，抬臂站起。

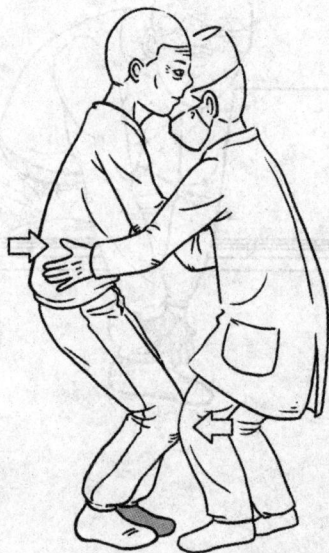

（2）自己站立：患者坐位，双足着地，双手交叉，双上肢向前充分伸展，身体前倾。

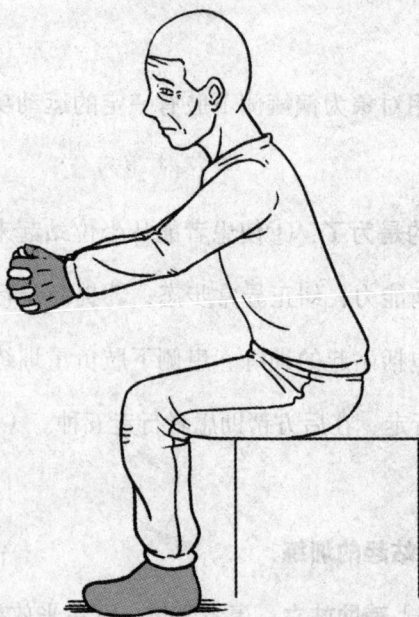

当双肩向前超过双膝时，立即抬起臀部，伸展膝关节站起。

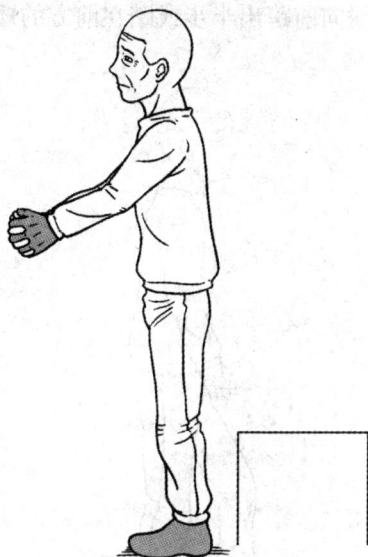

2. 患侧下肢负重训练

训练者双手扶住患者髋部，让患者尽量站直，并用患腿负重。

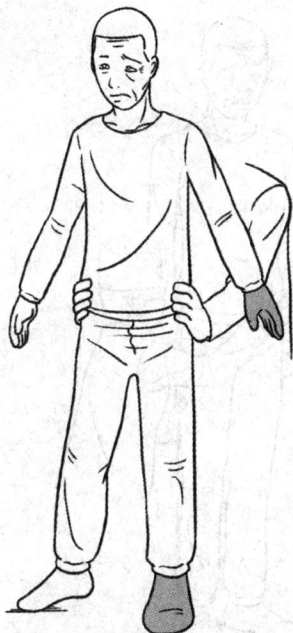

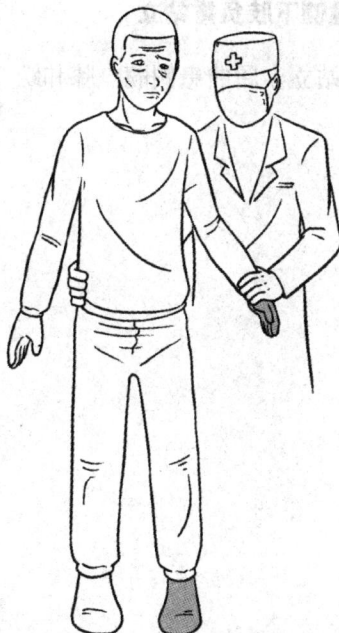

健腿向前跨出半步或踏在前方的矮凳上。

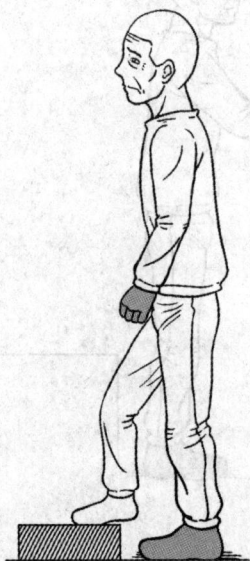

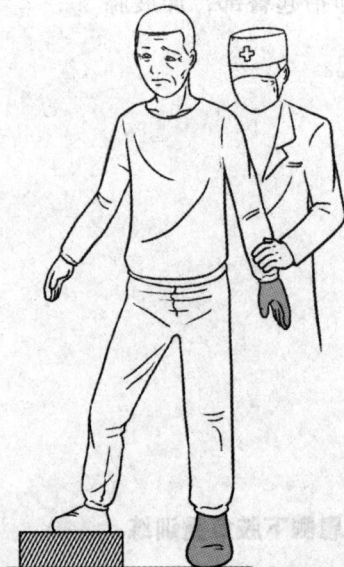

3. 健侧下肢负重站立

健腿站立，屈曲患侧髋、膝和踝关节。

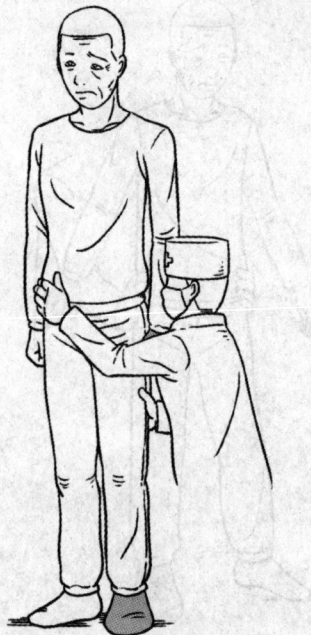

4. 站立平衡

训练者一手扶住患者的腋部，另外一手托住患手。向一个方向推拉（使患者侧倾到将倒未倒为止），再向相反方向推拉。

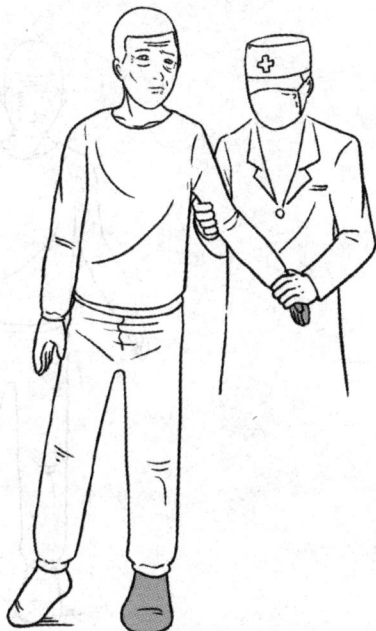

患者可以借助椅子进行相同的练习。

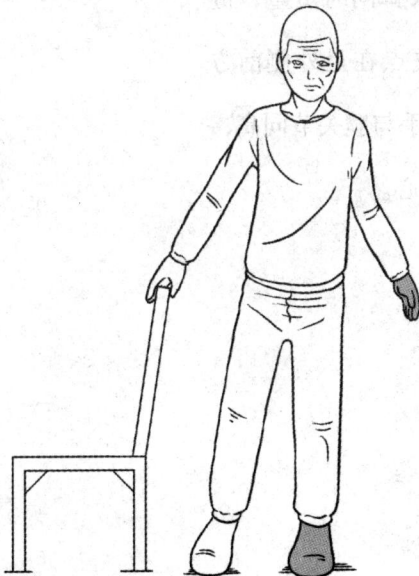

患者也可以进行左右倾倒的训练。

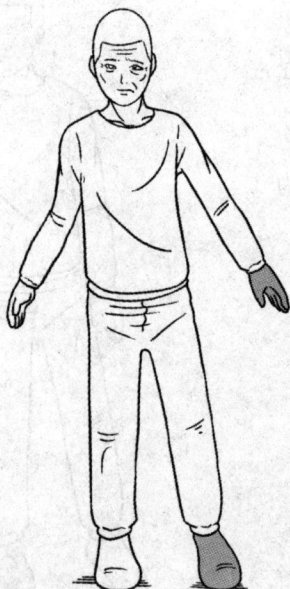

5. 利用手杖的站立平衡

双脚分开，双脚同时负重，健
手扶手杖，手杖支点在足外侧前方
10厘米，手杖的扶手与髋关节同高，
让患者左右移动重心。

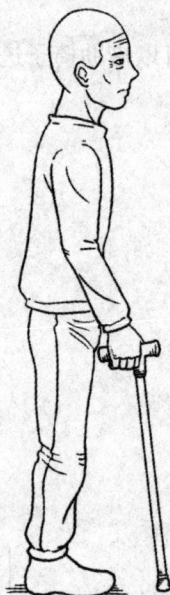

躯干前屈，将手杖向前上方举起，维持片刻，保持平衡并逐渐延长时间。

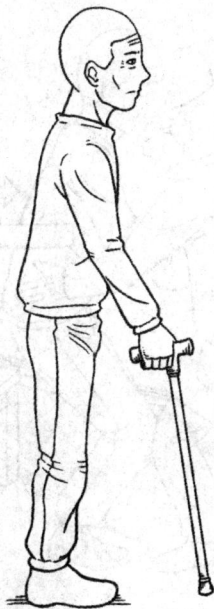

身体转移训练

身体转移训练可使患者实现床、轮椅、椅子、坐便器之间的身体转移，以扩大活动范围，提高生活自理能力。

1. 床 – 椅子间的转移（注意：图示为左侧瘫痪）

（1）辅助患者从床上坐到椅子

第一步：椅子侧放在偏瘫患者健侧，治疗者面对患者，双足站稳抵住患侧的足，用膝顶住患侧的膝，以免滑脱或膝无力而跪倒。

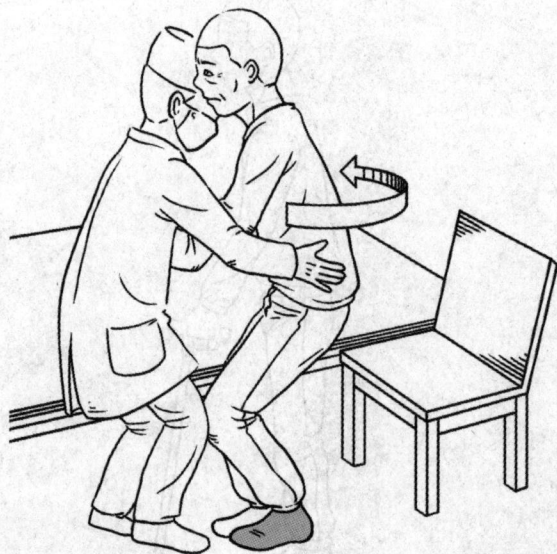

第二步：双手搂住患者腰部，帮助他站起，并向健侧移动，使其重心移在健腿上，并以此为轴转向健侧，使臀部对准椅面。

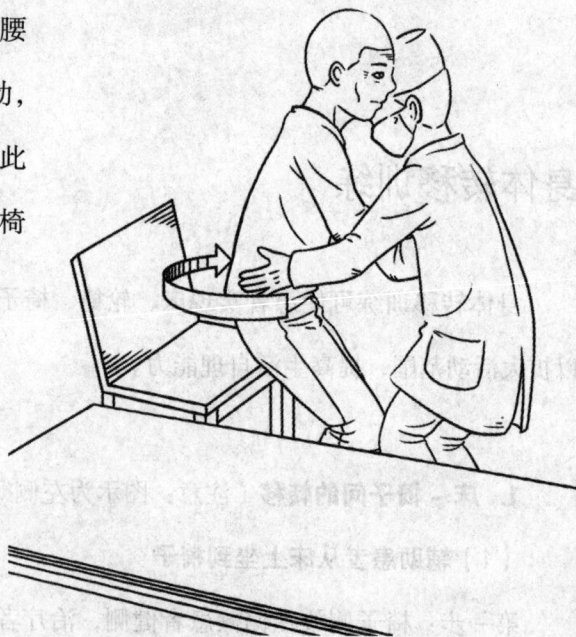

第三步：帮助患者慢慢坐到椅子上，如果患者健手可以活动，可让其扶住椅子以增加稳度和安全感。

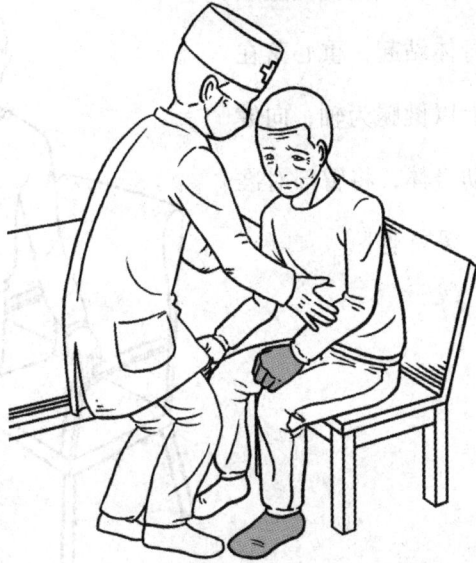

（2）患者独立从床上坐到椅子上

第一步：患者坐在床边，双脚着地，将椅子放在健侧，用健手扶住椅子扶手，身体略向前倾。

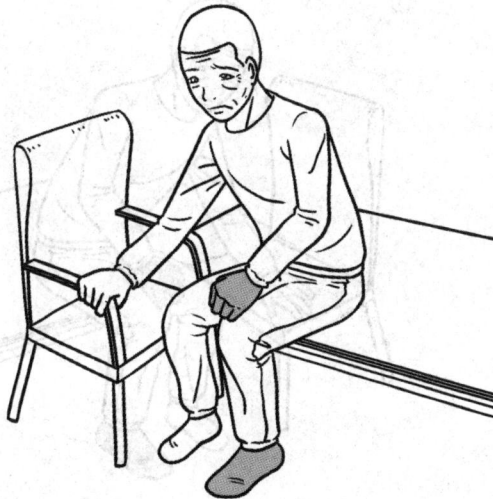

第二步：用健侧上肢支撑身体站起，重心落在健脚上以健腿为轴，向健侧转动身体，将臀部对准椅面，缓慢坐下。

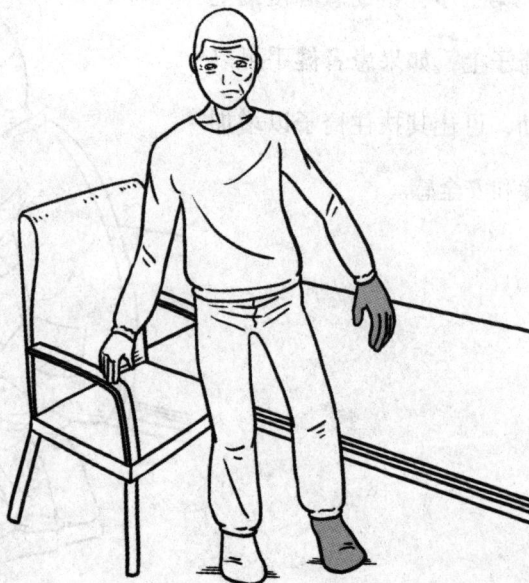

第三步：如非扶手椅，健手可支托在椅子的一角上。

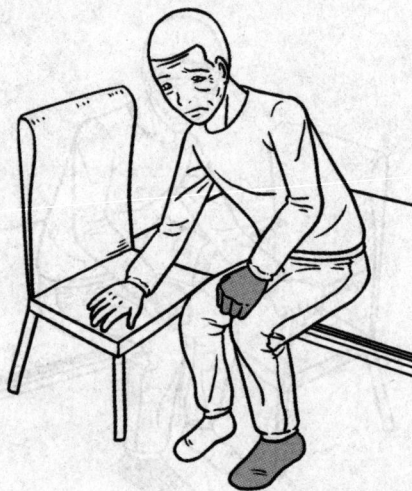

2. 从床上移动到轮椅上（注意：

图示为左侧瘫痪）

将轮椅放在患者健侧斜前方，

刹闸，脚踏板竖起。

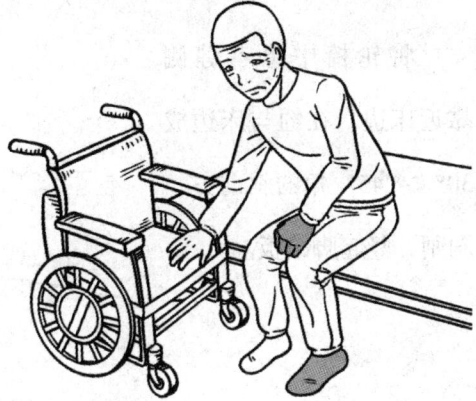

患者从床上起立后，用健侧

手扶远端轮椅扶手以健侧下肢为

轴，身体旋转，坐到轮椅上。

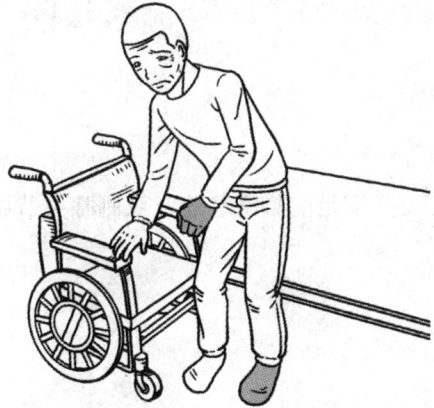

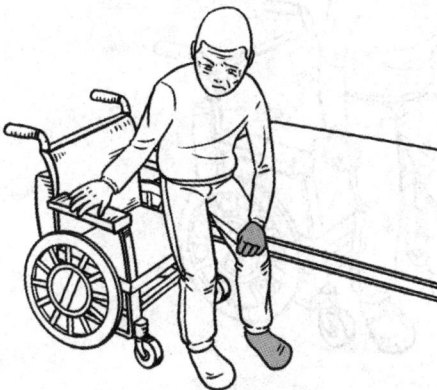
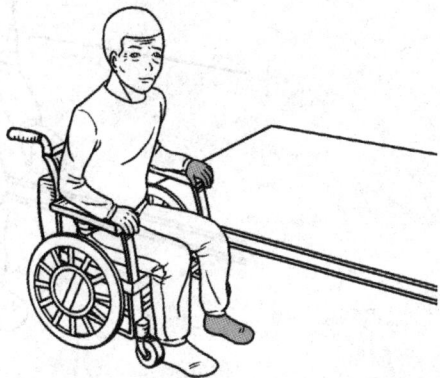

3. 从轮椅移动到床上（注意：图示为左侧瘫痪）

将轮椅中患者健侧
靠近床边，在约与床边成
30° ~ 45° 角的斜前方，
刹闸，竖起脚踏板。

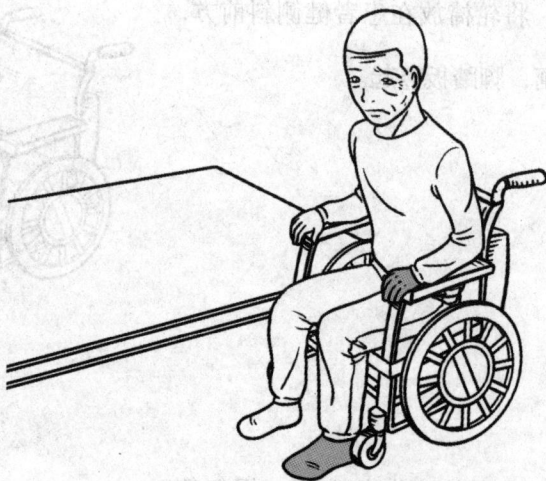

双足前脚掌着地，双侧膝关节屈曲不得 >90°。

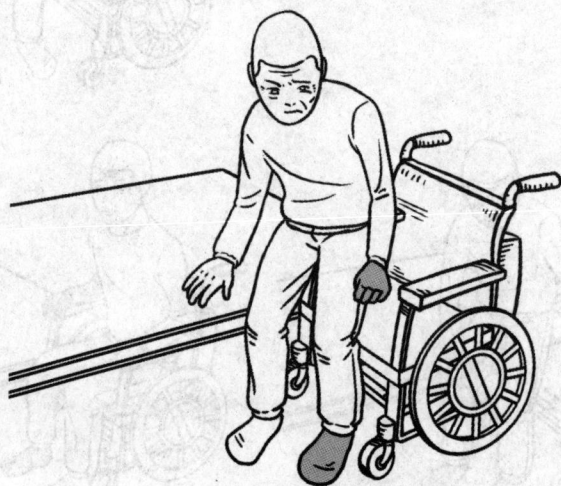

患者身体重心前移，健手扶轮椅扶手起立。然后，健腿向前迈出一步，以健侧腿为轴，身体旋转，用健手支撑床面，重心前移，弯腰慢慢坐下。

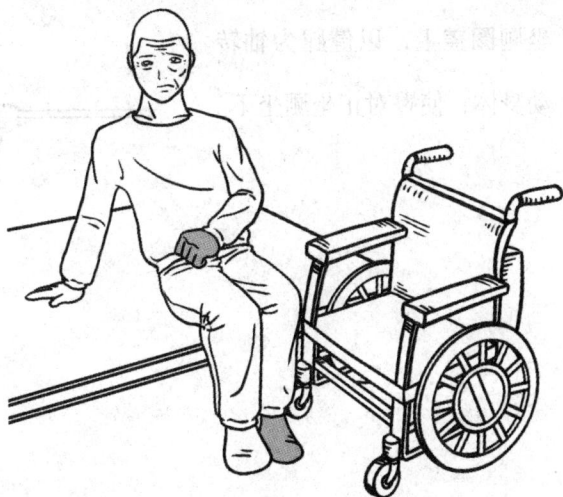

4. 轮椅至厕所的转移（注意：图示为左侧瘫痪）

轮椅与坐侧成30°～40°角，刹住车闸，向两侧旋开足托板，用健足站起、弯腰，用健手抓住坐厕对侧扶手。

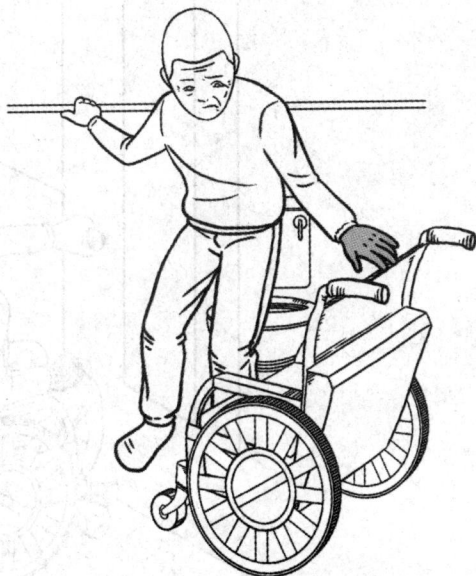

如无扶手则扶在远端的
坐厕圈盖上，以健腿为轴转
动身体，使臀对正坐厕坐下。

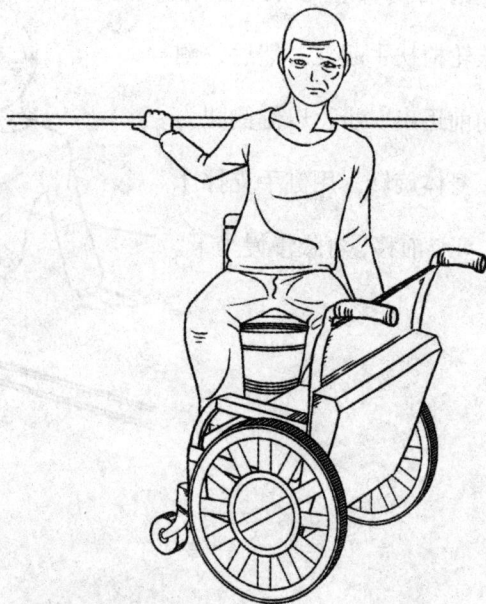

5. 乘坐轮椅开关门（注意：图示为左侧瘫痪）

第一步：将轮椅停在门把手的斜前方。

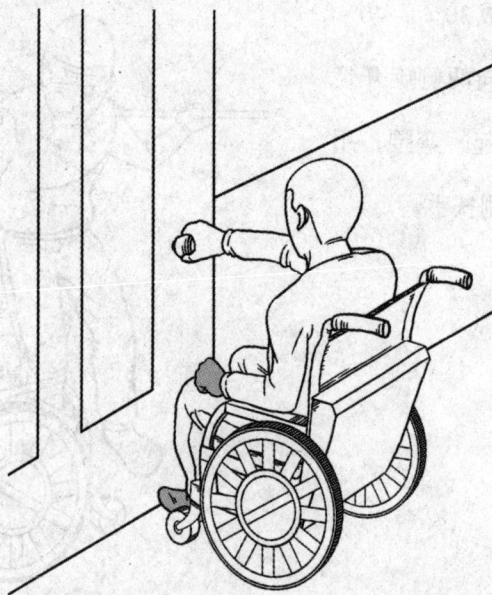

第二步：健手开门，然后驱动轮椅进门。

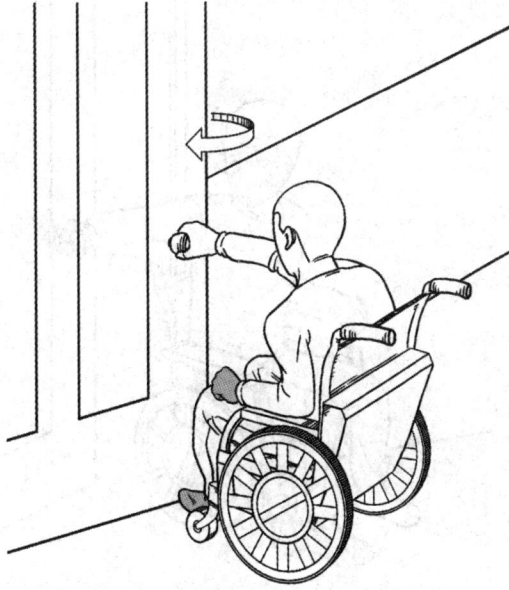

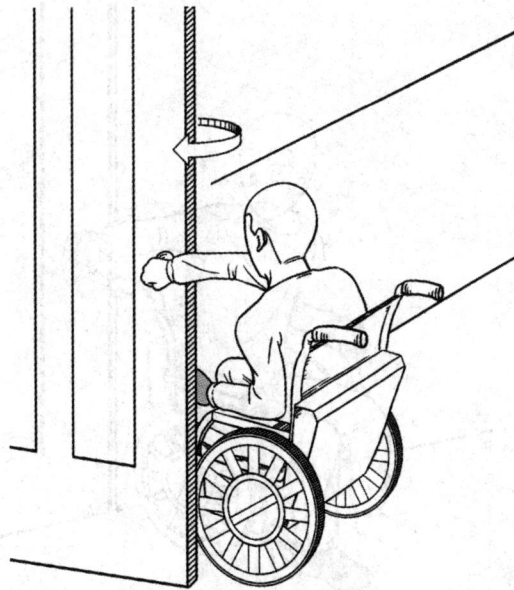

第三步：进门后，反手将门关上。

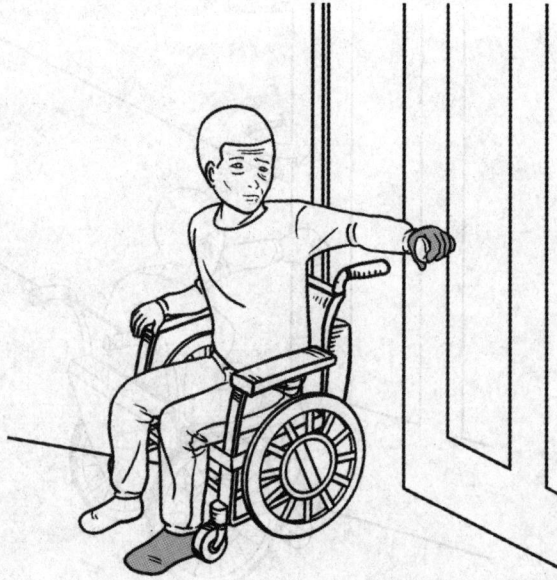

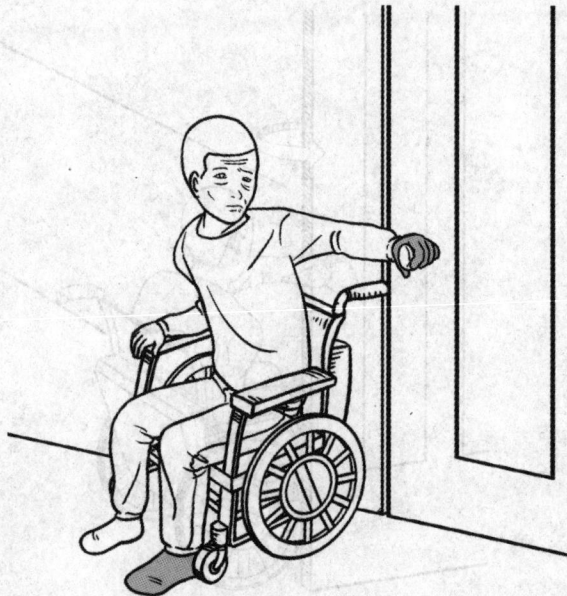

6. 从普通椅子转移到轮椅上（注意：图示为左侧瘫痪）

第一步：患者先将轮椅拉近椅子，与椅子成 30°～45° 角闸住轮椅，移动足托。

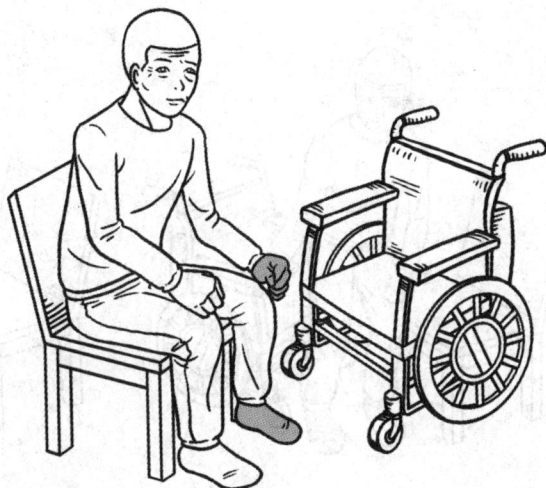

第二步：患者用患手扶住轮椅扶手，用健足支起身体。

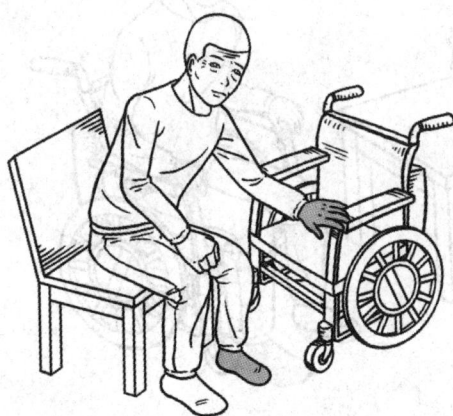

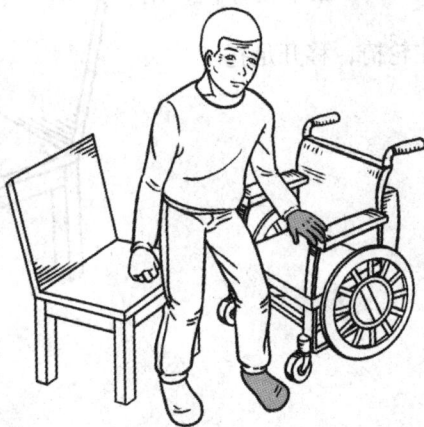

第三步：患者将健手移到另一侧扶手上，以健足为支轴，转动身体，坐到轮椅上。

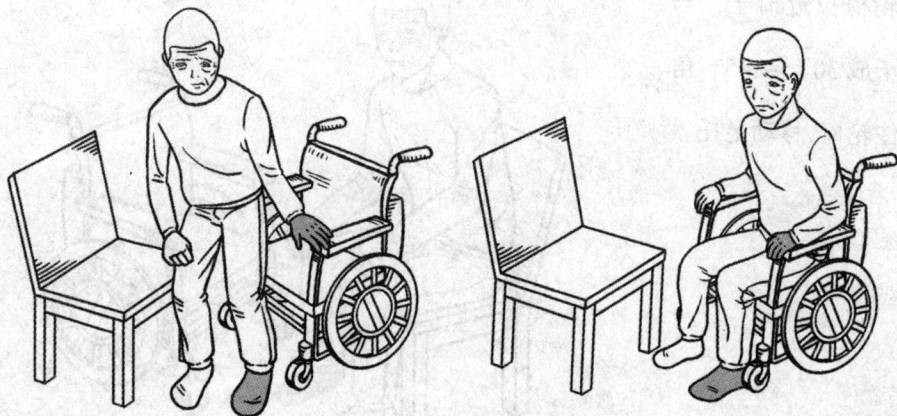

7. 从轮椅转移到普通座椅上（注意：图示为左侧瘫痪）

第一步：驱动轮椅正对椅子，在距离椅子50 ~ 60厘米处停住，闸住轮椅，移开足托。

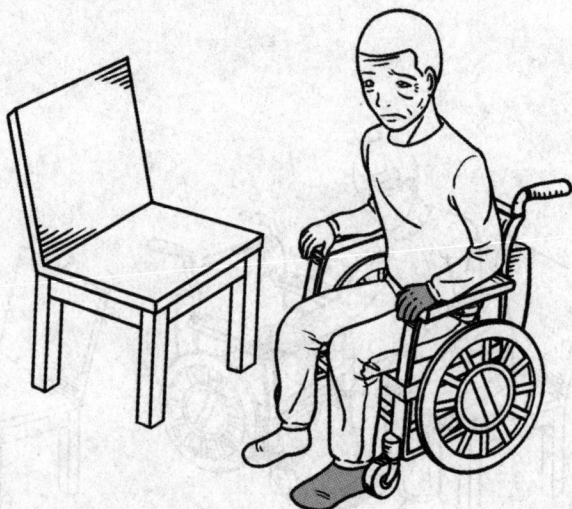

第二步：用健足与健手支起身体。

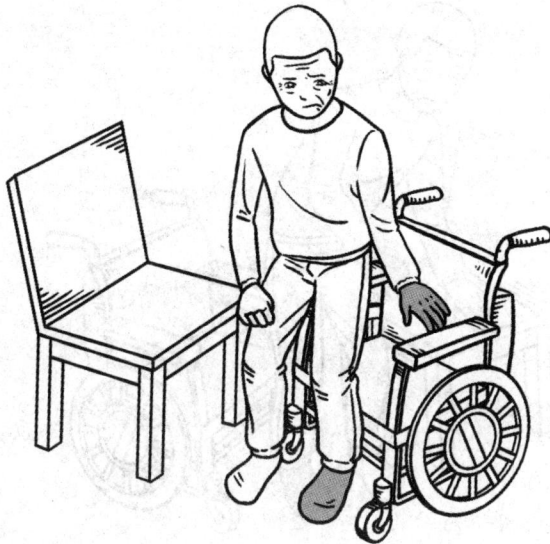

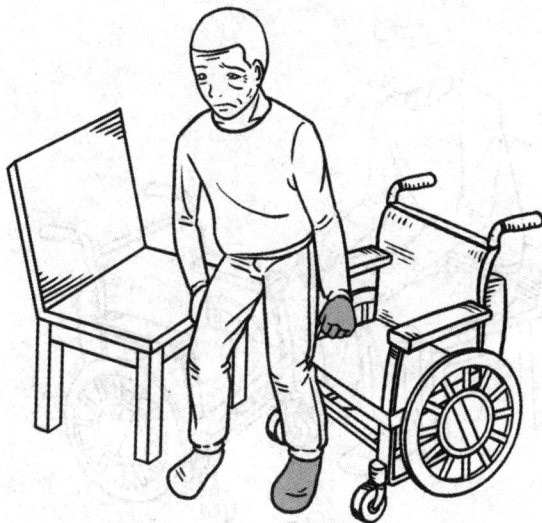

第三步：以健足为支轴移动身体，用健手放在椅面上扶好慢慢坐下。

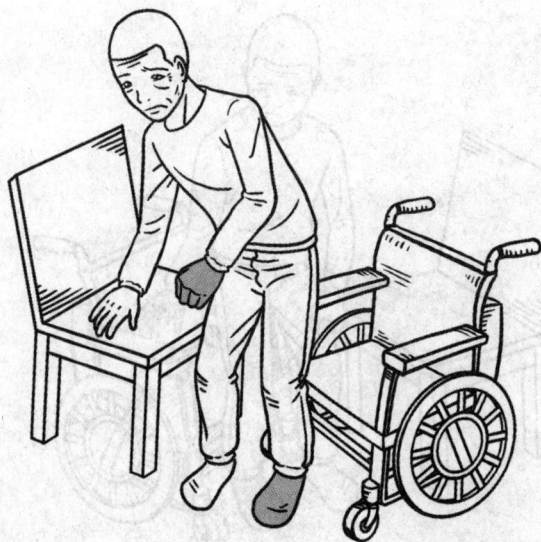

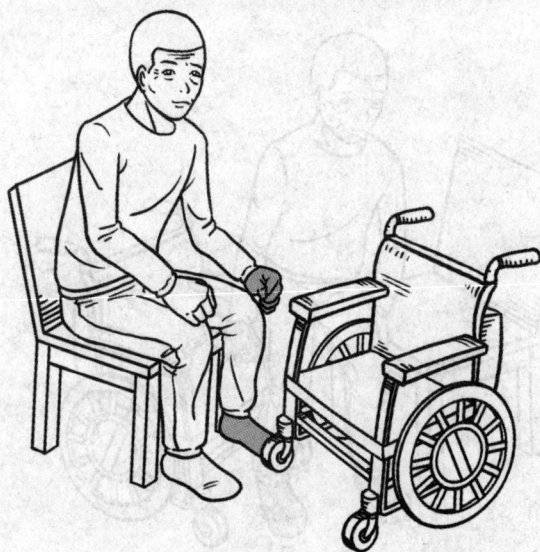

行走训练

行走训练可以纠正患者异常步态，改善平衡功能，提高身体控制能力，增加步行能力。

1. 患侧下肢原地迈步行走（注意：图示为左侧瘫痪）

患者健足负重站立。训练人员一手扶稳患者患侧的髋部，防止患侧臀部向后、向上抬起，另一手帮助患足先向后退一小步。

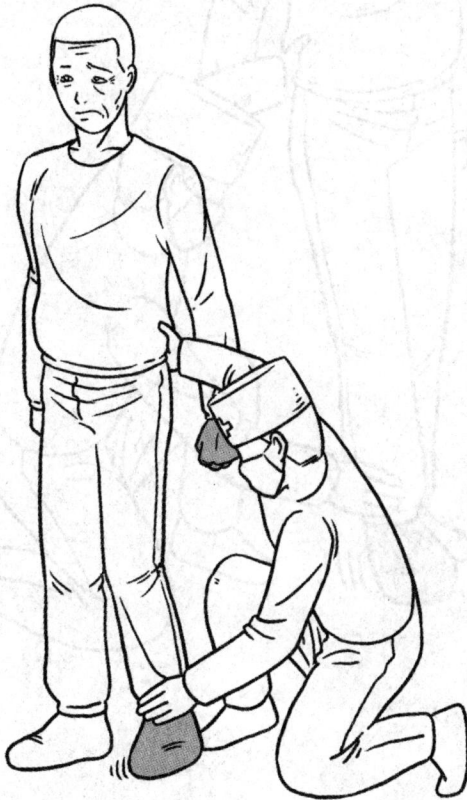

帮助患者将患足再向前迈一小步，尽量足跟着地，完成迈步。

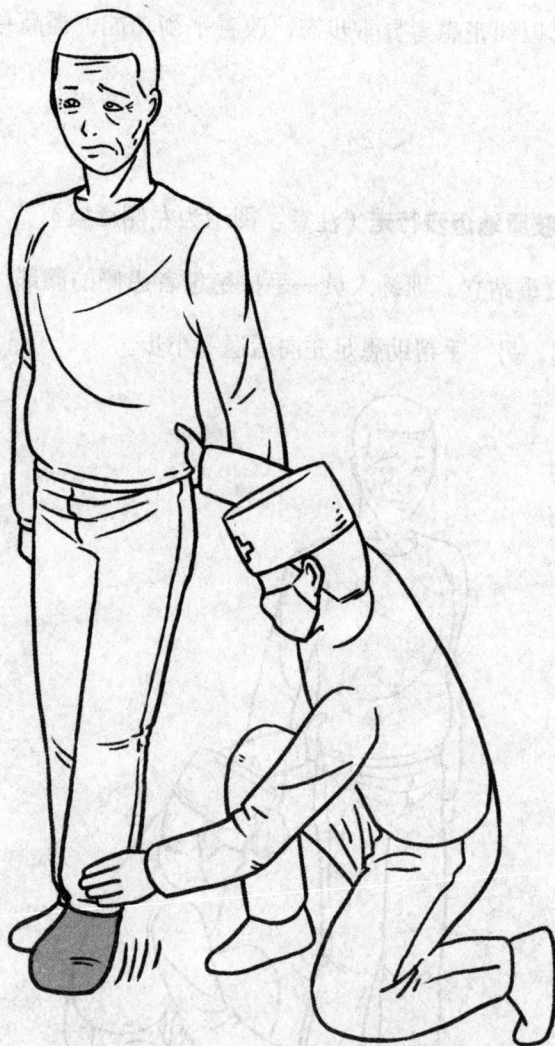

2. 侧方辅助行走（注意：图示为左侧瘫痪）

训练人员站在患者的患侧，一手握住患者患手腕关节尽量背屈，使其掌心向前，另一手放在患者的胸前，并托住其患肢。

训练人员帮助患者缓慢行走，并注意纠正异常姿势。

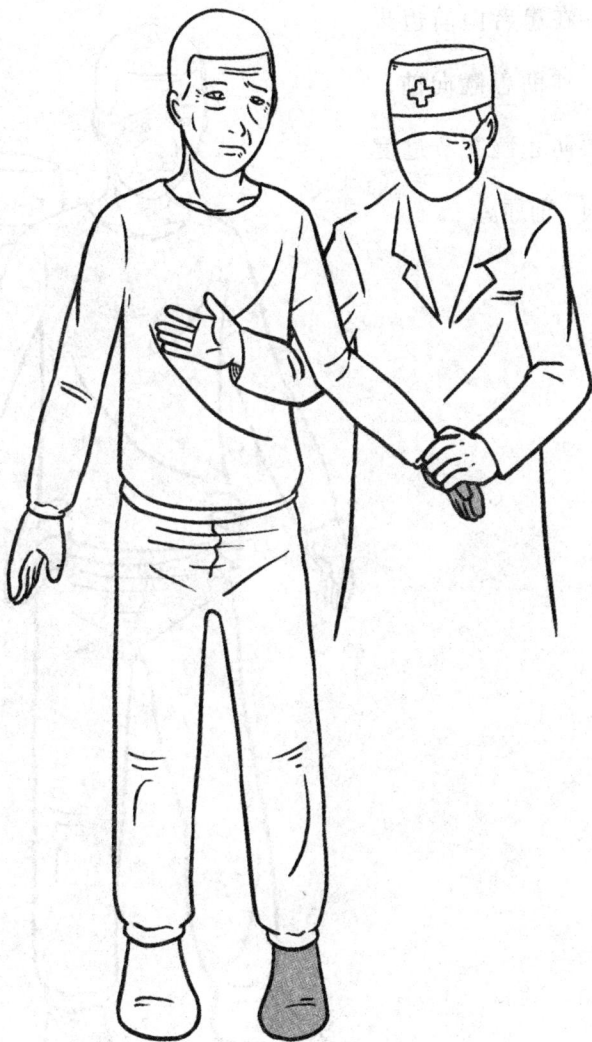

3. 后方辅助行走（注意：图示为左侧瘫痪）

训练者站在患者的身后，扶稳患者髋部，帮助患者平稳行走。在患者向前迈步时，辅助患髋向前，但要防止髋关节过度前倾、前屈。

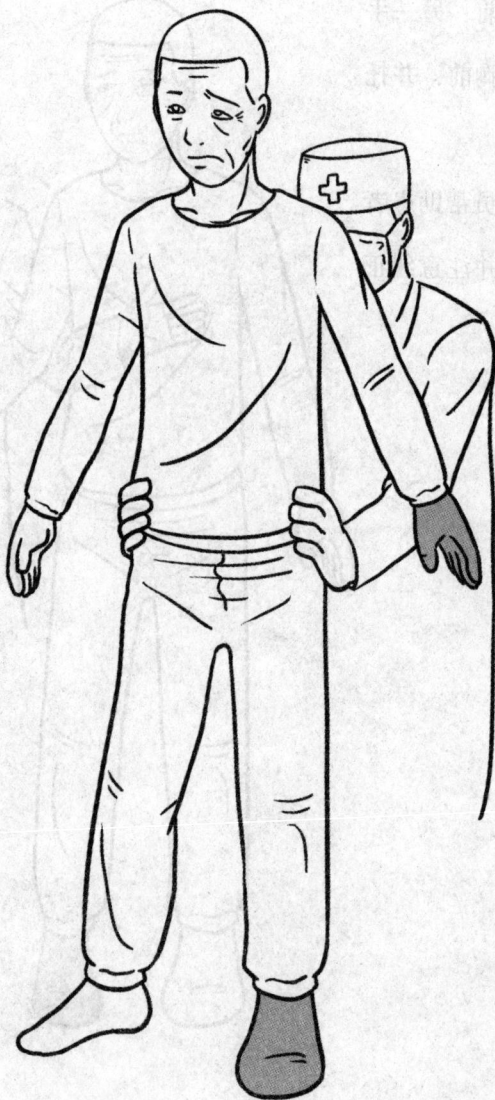

4. 帮助下行走（注意：图示为左侧瘫痪）

在患者尚不能独立行走时，可根据患者情况，选用一些扶助方法帮助患者练习行走。初练时，尽量采用面对面扶助的方式，较为安全。

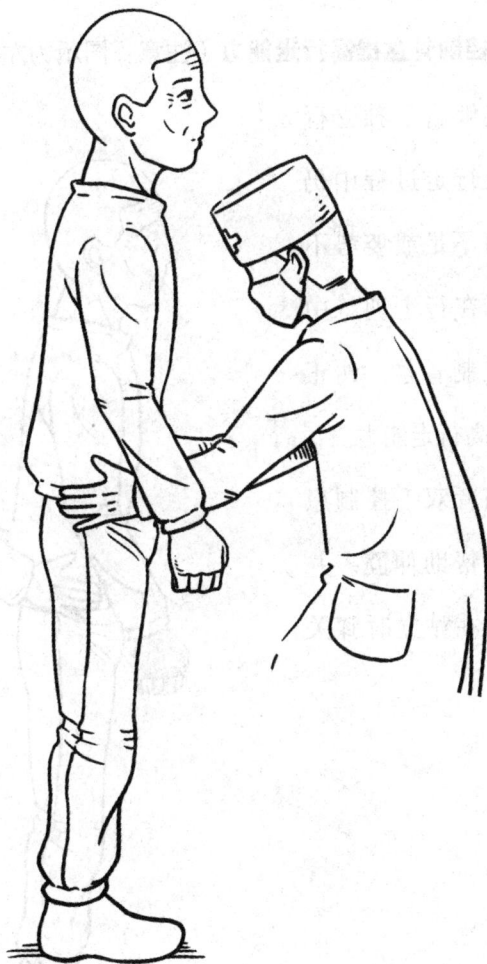

如果患者功能较好，可在患者患侧扶持练习行走，既安全又能增加患省的独立感。具体做法是训练人员用一手握住患者的患手使患手掌心向前，另外一手放在患者腋下和胸前处，手背靠在患者胸前，训练者与患者慢慢地一起行走。

5. 控制骨盆提高行走能力（注意：图示为左侧瘫痪）

对能够自己独立行走，但在行走过程中仍存在能力不足或姿势不良者，可在行走训练中帮助其控制骨盆，纠正步姿，提高行走能力。

训练者双手控制患者骨盆，帮助伸髋，并防止患者在站立时膝关节过伸。

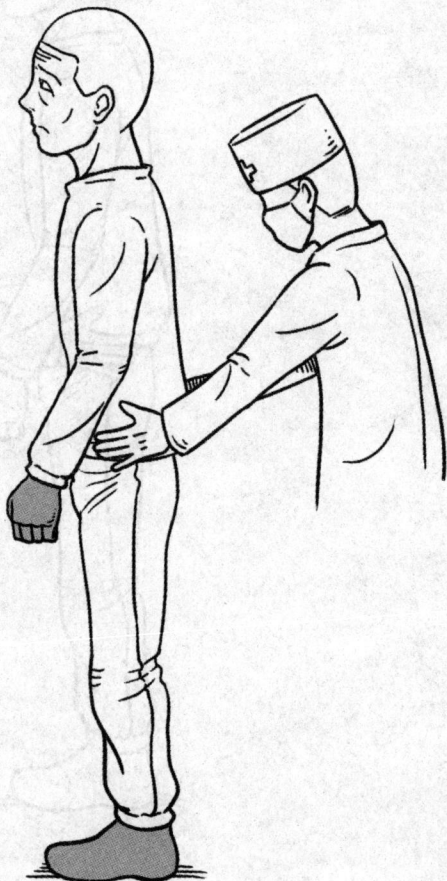

训练者向前下方压迫患侧骨盆，帮助患者正确开始用患肢抬腿迈步。

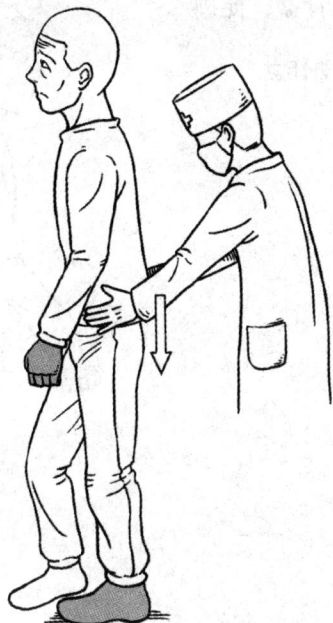

训练者推患者患侧骨盆向前，引导患者将重心向前转移到患腿并纠正臀部向后运动。

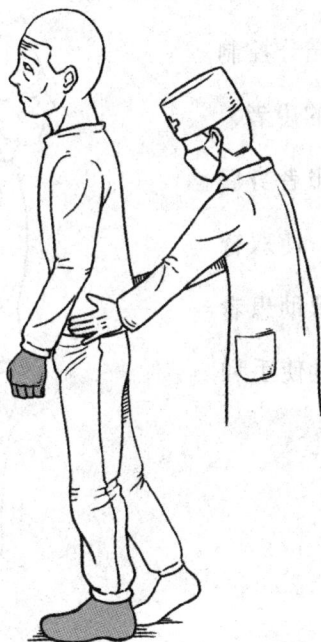

配合旋转骨盆，促进
患者手臂摆动动作。

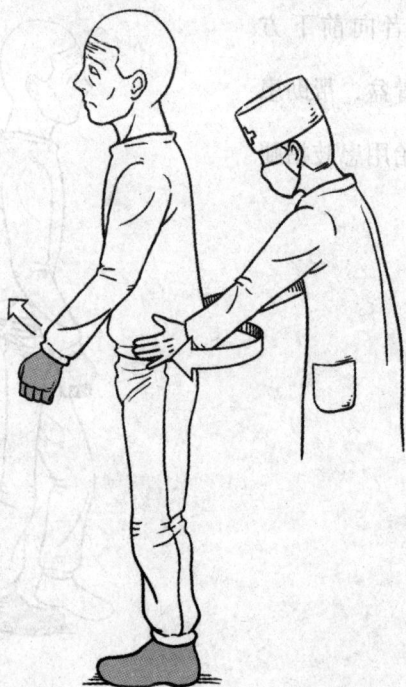

对于能充分控制
伸髋和伸膝的患者，
训练者可在患者身后
握住其双手，使双臂
伸展外旋，帮助患者
行走，并尽量使手和
手指保持背屈。

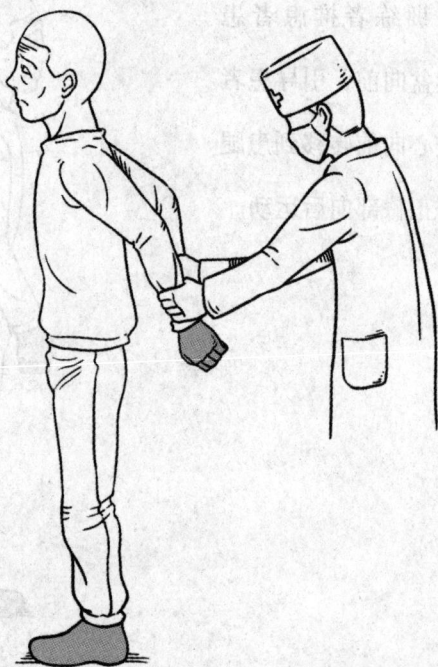

86

6. 通过旋肩帮助摆臂（注意：图示为左侧瘫痪）

当患者自己能充分控制髋和膝，手臂的痉挛也得到控制时，训练者可训练患者步行时手臂的摆动与下肢配合。训练者将双手轻放在患者双肩上，拇指在肩后，其他手指在肩前方。患者行走时，训练者使患者身体及时与腿配合，有节奏的前后交替旋转患者肩部并摆臂，就像正常行走一样。

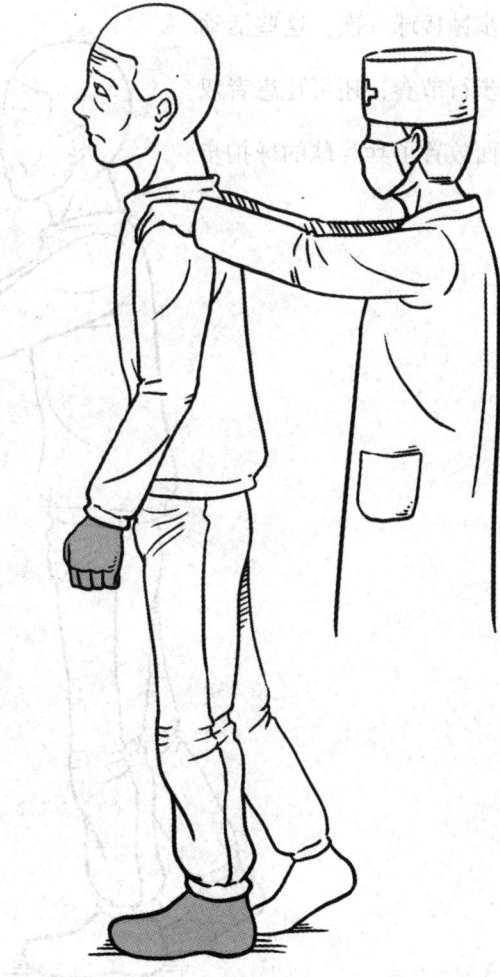

有时，可让患者主动摆臂以克服健臂固定在体侧及患者为了稳定而将健臂僵硬地保持在某个位置上不动的倾向。为避免上肢固定位，也可让患者行走时在身前往地上拍球，或向空中抛接球，每迈一步抛接球一次。这些活动可改善步行节奏，还可让患者双手握上面放置了乒乓球的球拍步行。

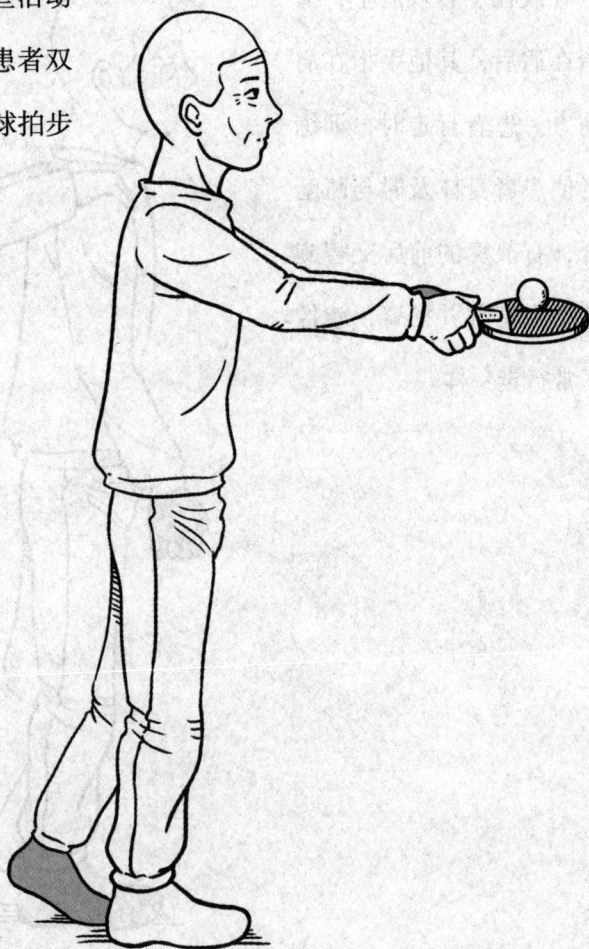

7. 扶杖行走（注意：图示为左侧瘫痪）

患者掌握平衡、开始行走训练以后，有时患者身体控制仍存在困难，常常需借助手杖进行。

（1）**三点步行**：行走时，有三次支点着地负重。

行走时按手杖——患侧下肢——健侧下肢的顺序行走；

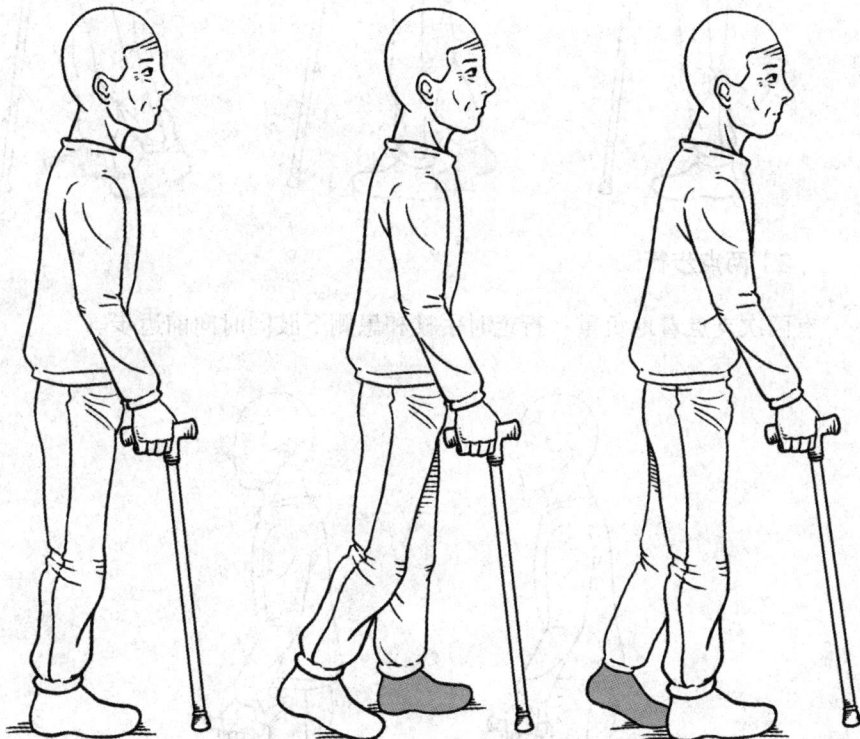

行走时按手杖——健侧下肢——患侧下肢的顺序行走。

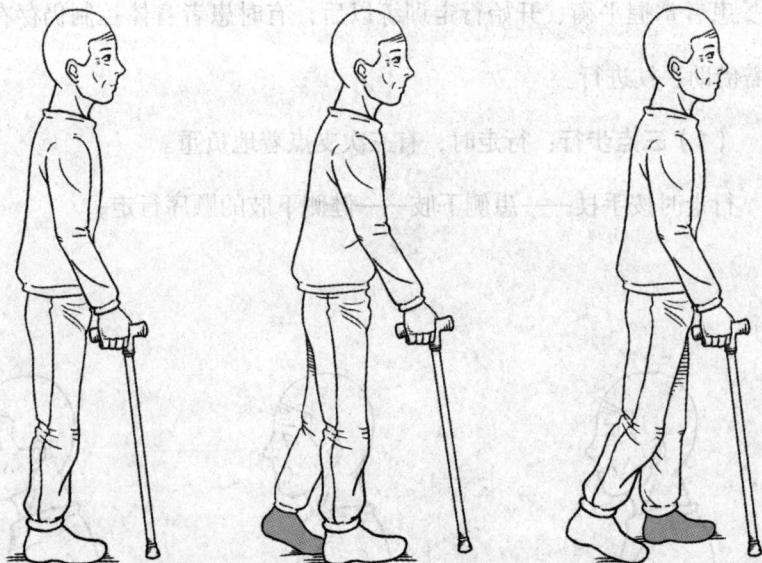

（2）两点步行

有两次支点着地负重：行走时手杖和患侧下肢同时向前迈步。

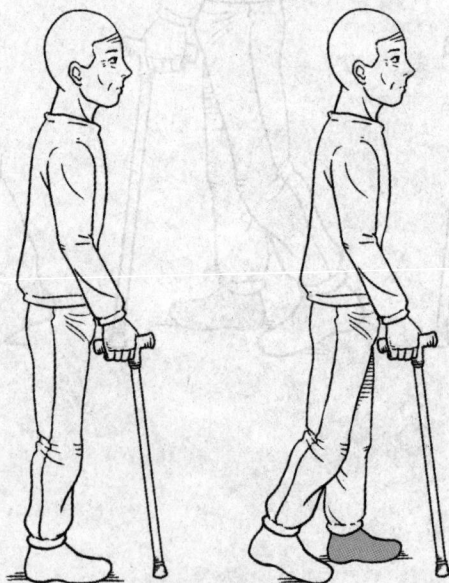

8. 利用手杖上下楼梯（注意：图示为左侧瘫痪）

　　偏瘫患者利用手杖上下楼梯训练，可遵照健足先上，病足先下的原则。

　　上楼时，手杖和健足同时抬起放在上一级台阶，然后伸直健腿，重心向上移，再把患腿提到同一台阶。

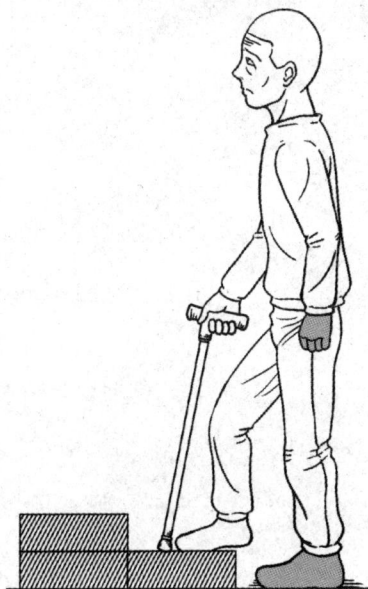

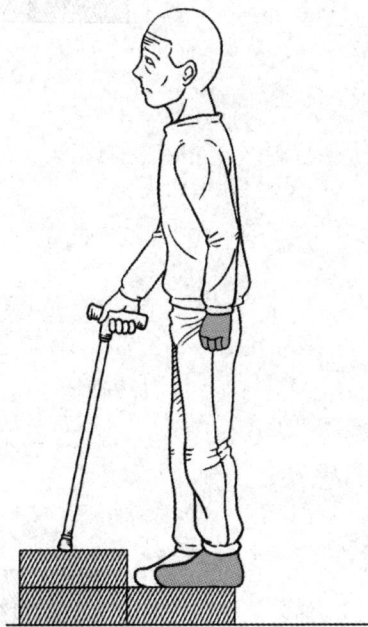

下楼时，手杖和健足同时下到下一台阶，然后重心前移，患足迈到同一台阶。

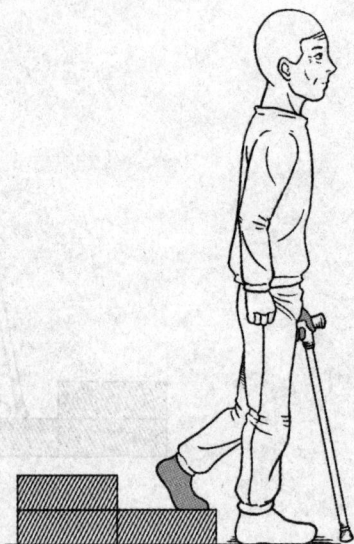

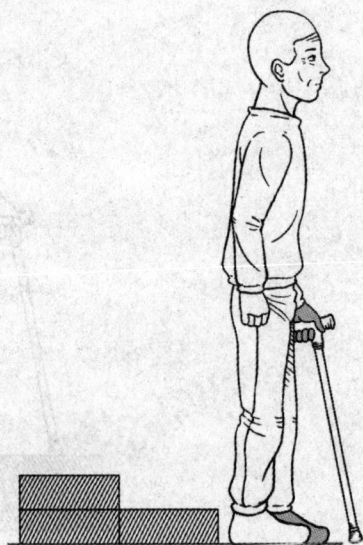

9. 使用四足、三足和单足手杖行走

四足手杖有四只脚，很稳定，常用于行走训练初期。

三足手杖有"品"字形排列的三只脚，也较稳定。

单足手杖只有一只脚，轻便灵活，可在使用多足手杖行走稳定后应用。

以下简介四足手杖自制办法：

（1）选用一只大小适宜的小方凳，和一根单足手杖。

（2）在凳面中央打一个孔，向孔内插入单足手杖。

（3）用铁丝将穿出的立棍和四条凳腿绞拧在一起固定。

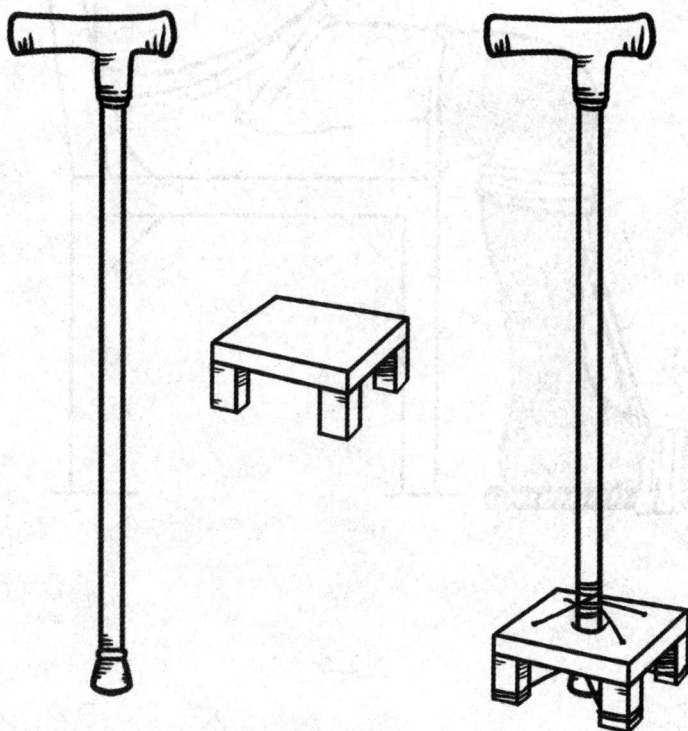

10. 患肢足尖下垂的处理（注意：图示为左侧瘫痪）

有时经过训练后，偏瘫患者的足仍不能背屈，走路时足尖下垂蹭地，影响行走，需加以矫纠正。常用办法有：

（1）在足底托以托板（如小木板或厚纸板），用绷带固定在脚上，将绷带两头向上提交叉，并环形包扎在小腿上方，纠正垂足，把足提起到与小腿垂直的位置。

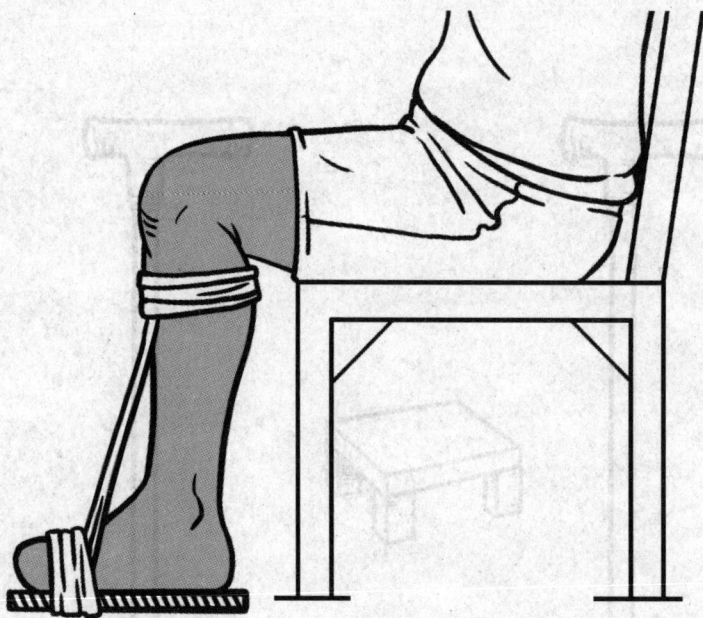

（2）取两条旧背包带剪断，有扣的一端环绕于大腿下方或小腿上方。在鞋上缝一钥匙环，将另一带子穿过环系好，此带子尾端拉起与上方的背包带扣相扣，将下垂之足尖拉起，保持足与小腿相垂直。

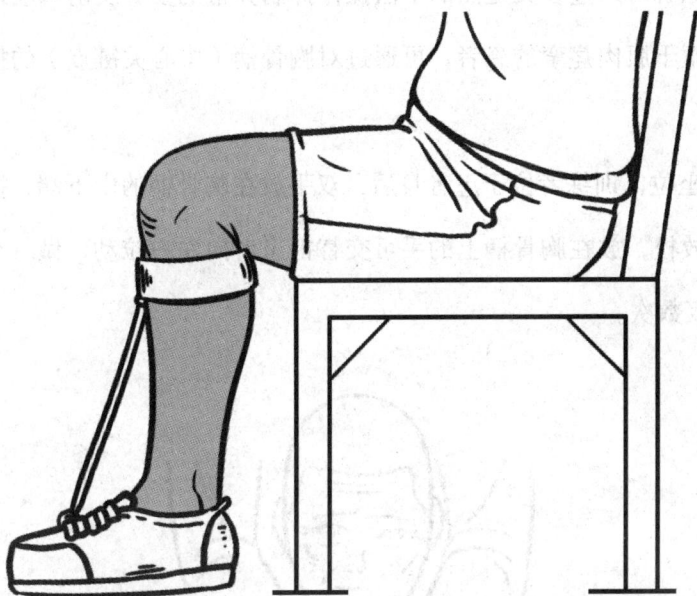

克服痉挛与提高身体反应能力训练

在训练偏瘫患者时，应对训练中出现的病理反应及异常运动模式加以抑制，先从提高头、躯干的控制能力开始，然后再针对与躯干相连的近端关节，如肩关节、髋关节等进行训练。当近端关节具备了一定的运动和控制能力之后，再着手开展远端关节，如下肢肘、腕、手指关节和下肢膝、踝关节等的训练。

（一）人体关键点的控制（注意：图示为左侧瘫痪）

人体关键点可影响身体的其他部位或肢体的肌张力和活动能力，它包括中心控制点，如胸骨柄中下段；近端控制点，即头部、颈、躯干等；远端控制点，如手指。训练者可通过在关键点的手法操作抑制异常的姿势反射和肢体的肌张力。对于躯干肌肉痉挛的患者，可通过对胸骨柄（中心关键点）的控制来缓解肌张力。

患者取坐位，训练者位于患者身后，双手放在胸骨柄的中下端，操作时让患者全身放松，放在胸骨柄上的手可交替把患者向左右拉动，做"∞"弧形运动，重复数次。

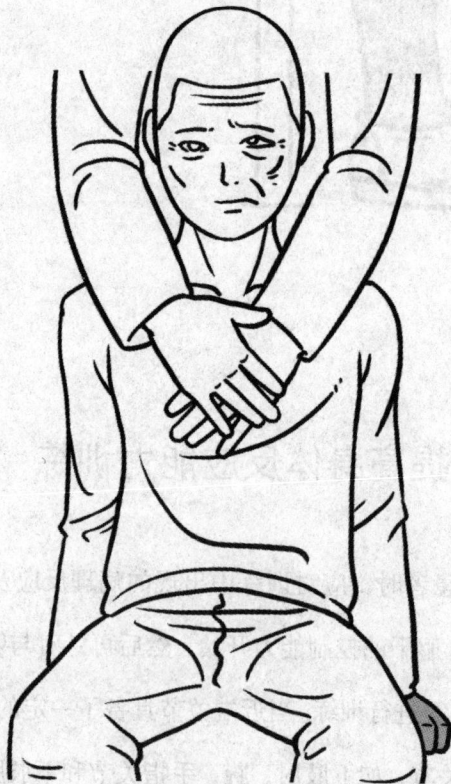

　　然后，治疗人员将一只手放在患者的背部，另一只手放在胸骨柄上向下挤压，使患者塌胸，放在背部的手向前上方推，使患者挺胸，重复数次，即可降低躯干的肌张力。

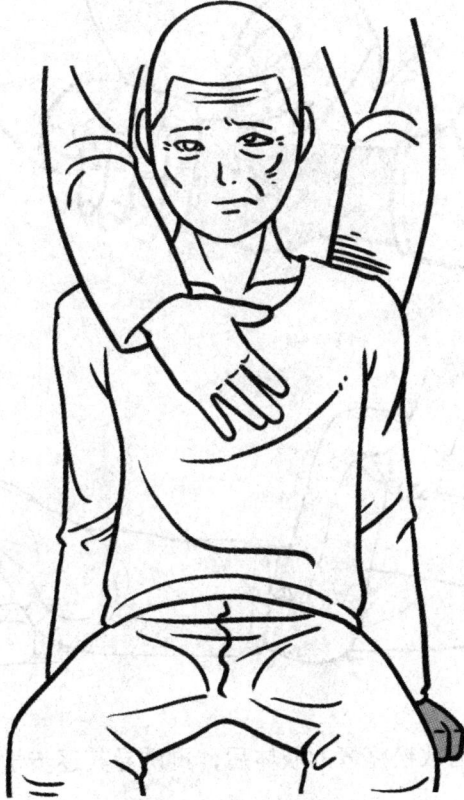

　　对于手部屈肌张力高的患者，训练者可通过控制拇指的关键点来缓解痉挛。

　　训练者一手握住患手拇指，使其呈外展、伸展位，另一手握住其余四指，持续牵拉片刻即可解除手指痉挛。偏瘫患者在训练中要注意避免出现联合反应，如训练下肢的屈曲动作时，同侧上肢会出现痉挛和屈曲，抑制的方法是：

97

让患者健手与患手相握，患手拇指在上，然后用健手带动患手，使之伸展过头且处于伸展位。

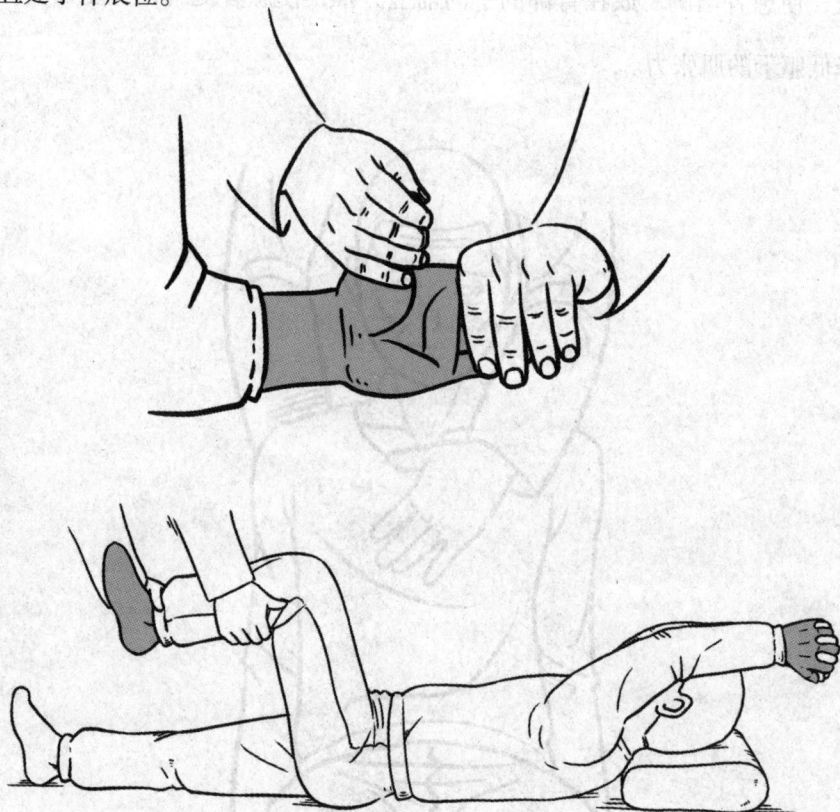

当患者学会如何放松痉挛的肢体后，再诱导其逐步学会如何在放松的状态下控制肢体，并进行一些主动的分离运动。

（二）反射抑制的抗痉挛

1. 躯干的抗痉挛（注意：图示为左侧瘫痪）

由于患侧背部背阔肌的痉挛，常使患侧的躯干短缩，因此躯干的抗痉挛模式是使患侧躯干伸展。方法是患者健侧卧位，训练者立于患者身后，一手扶其肩部，另手扶住髋部，双手做相反方向的牵拉动作，可缓解躯干肌的痉挛。

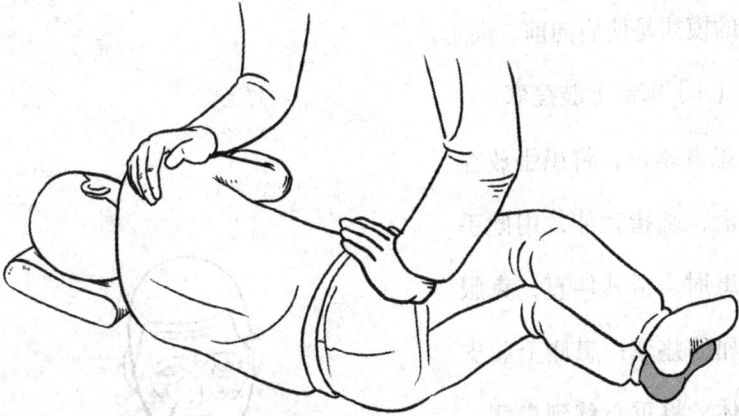

2. 上、下肢的抗痉挛（注意：图示为左侧瘫痪）

使患侧上肢处于外展、外旋、伸肘、前臂旋后、伸腕或指及拇指外展的位置。可对抗上肢的屈曲痉挛；轻度屈髋屈膝、内收内旋下肢、背屈踝、趾。可对抗下肢的痉挛。

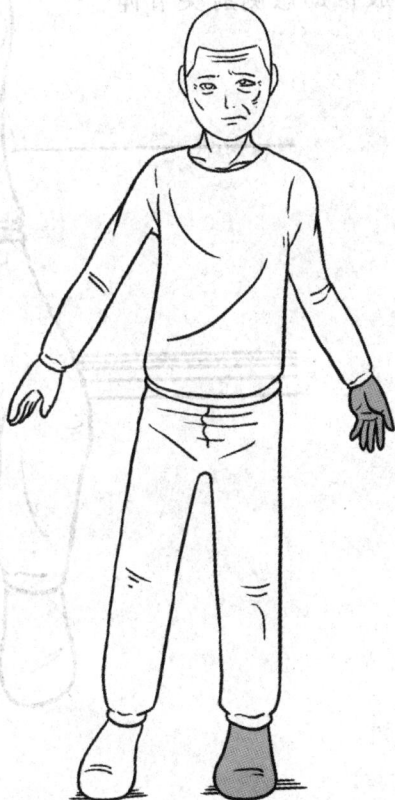

99

3. 上肢的抗痉挛（注意：图示为左侧瘫痪）

由于菱形肌、斜方肌尤其是背阔肌的痉挛，使肩后缩、下沉，因此抗肩痉挛的模式是使肩向前、向上。

（1）抑制上肢痉挛

患者坐位，将患手放在床面上，腕指背伸，用健手扶住患肘，帮其伸直，克服上肢屈曲痉挛；患侧上肢支撑身体，将重心移到患侧，用健肢帮助患侧肘关节伸展。

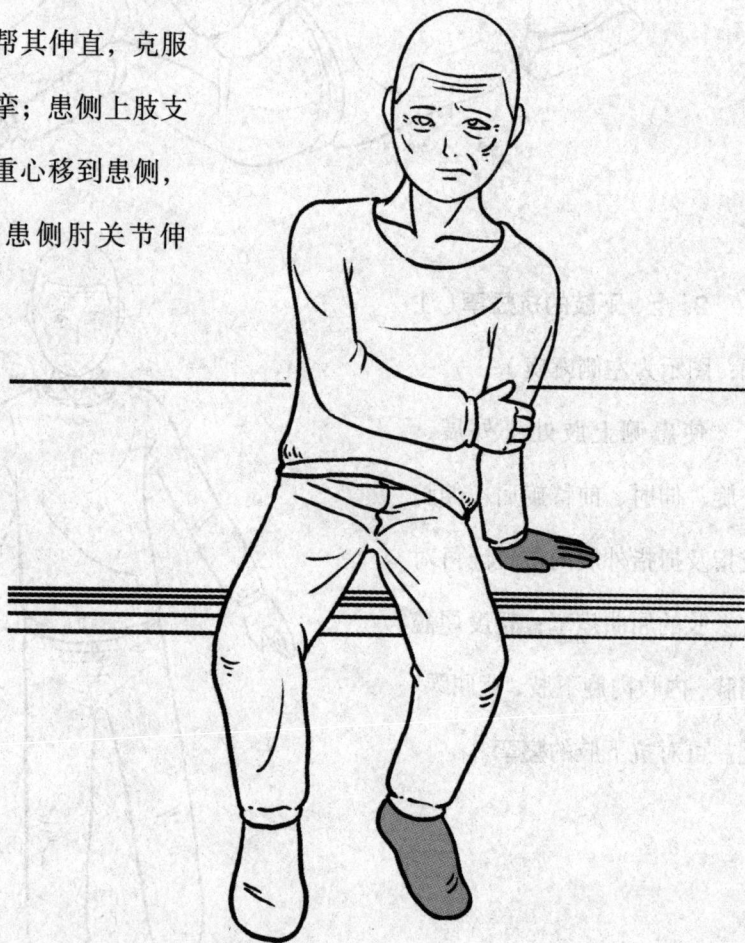

步行时患肢伸直放于背后，健手拉住患肢，克服患肢的屈肌痉挛。

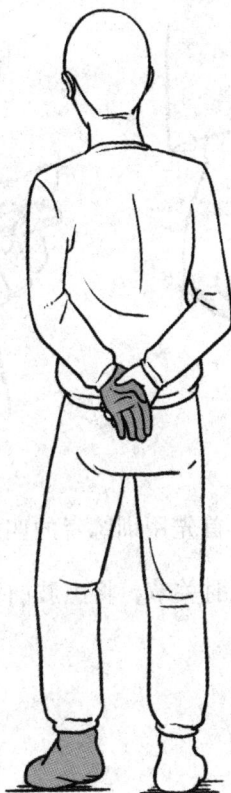

（2）手的抗痉挛（注意：图示为左侧瘫痪）

患者双手及上肢同时活动时常用的抗痉挛方法，患者双手掌心相对，十指交叉握手，患侧拇指在上，此握手常称鲍巴（Bobath）握手。

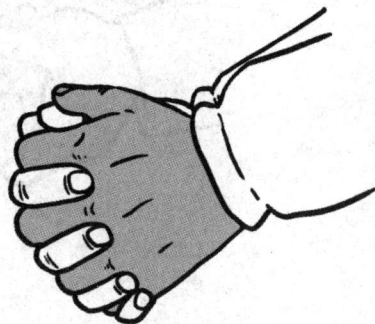

101

手向背侧活动。

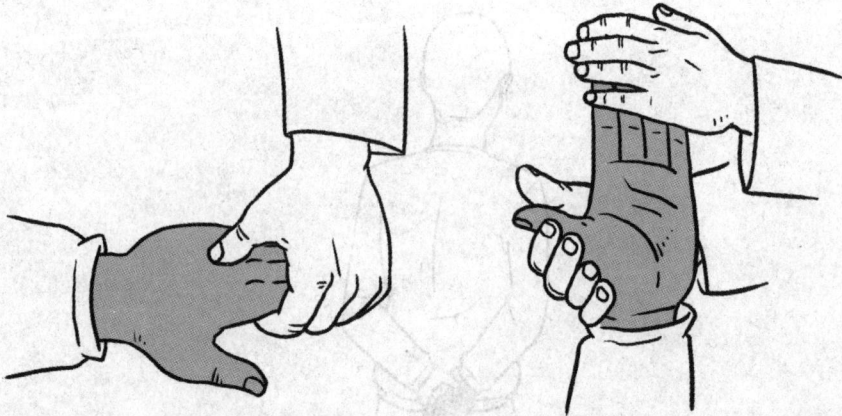

常用缓解手痉挛的办法：首先用训练者的四指紧握患者的大鱼际肌，将拇指外展，训练者另一手固定肘关节，将患肢前臂旋后，停留数秒，痉挛的手指即可自动伸展。

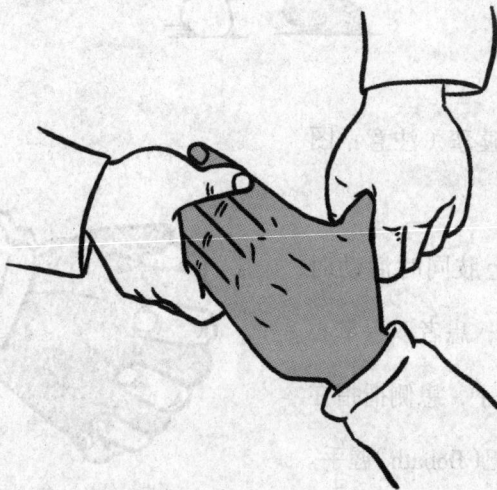

患者也可自己练习腕和手活动（主动辅助活动）。

健手握住患手做旋转动作。

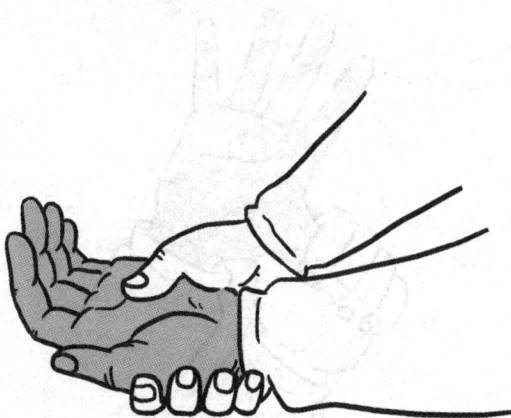

健手握住患手四指，将患手掌心向上，用健手按压患手做伸腕动作。

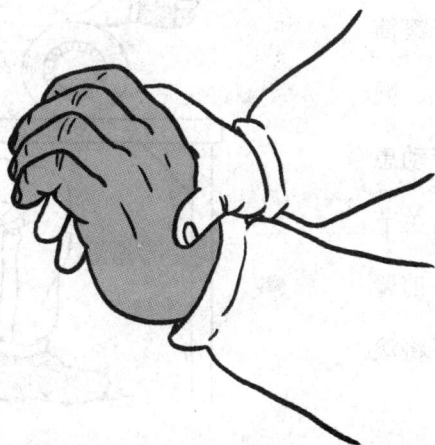

103

健手捏住患手拇指，带动患手拇指做不同方向的旋转或屈伸动作。

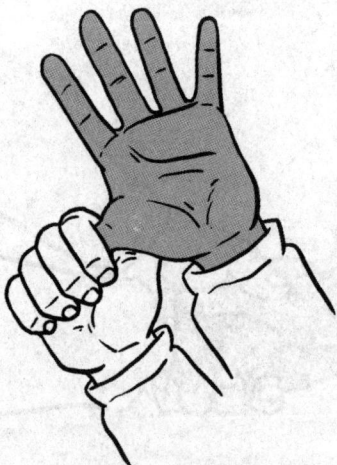

（3）患侧上肢运动（注意：图示为左侧瘫痪）

滚筒训练：患者坐于治疗台前，台面上放置滚筒，患者双手交叉，患侧拇指在健侧拇指上方，双侧腕关节伸直，置于滚筒上；训练者站在患侧，嘱患者利用健侧上肢带动患肢完成以下动作：肩关节屈曲—肘关节伸展—前臂旋后—腕关节背伸。将滚筒推向前方。

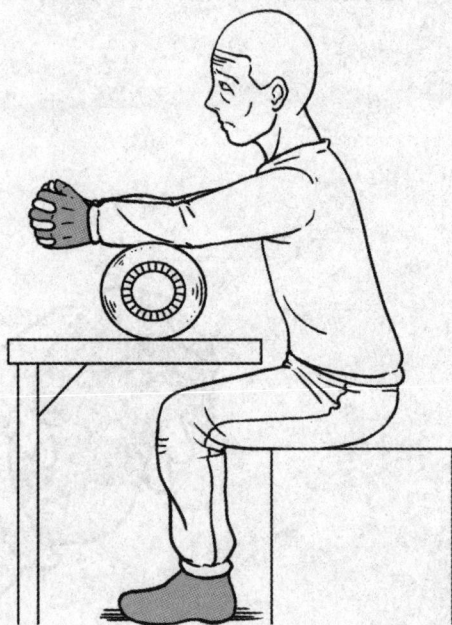

在健侧下肢协助下，训练患肢完成以下动作：肩关节伸展—肘关节屈曲—前臂旋前—腕关节背伸，将滚筒退回原位。

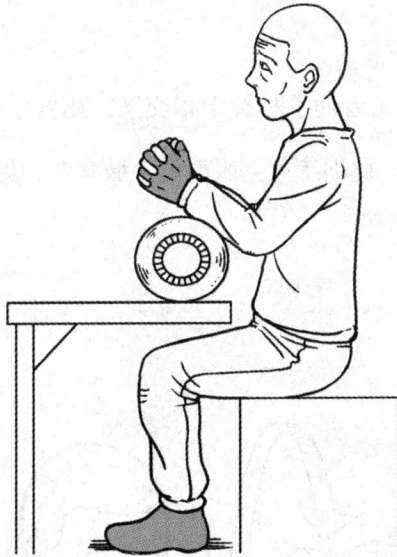

木钉板训练：患者坐在治疗台前，双足平放于地面。患侧上肢克服屈曲模式，肘关节伸展、腕关节背伸、手指伸展、外展，支撑在凳子上。

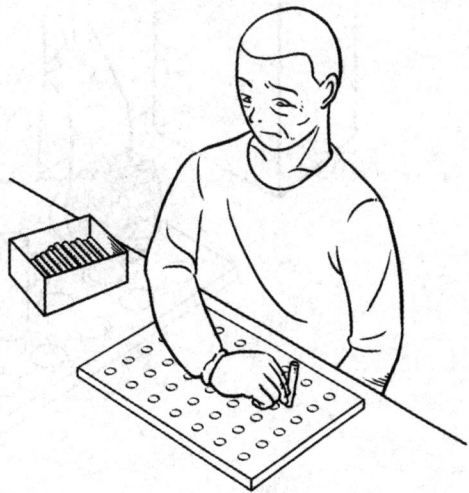

在患侧放一块木钉插板，嘱患者转身，旋转躯干，利用健手拿取放于健侧的木钉，放在患侧身旁的木钉插板上，反复操作，将木钉取完。然后再将木钉从患侧木钉插板上取下，放回原处。通过此练习，克服患肢屈曲痉挛及矫正其异常模式。

移动木柱训练：患者两手相握十指交叉，用健手协助患手握住木柱，将木柱移到指定的位置。此训练可克服患侧上肢痉挛，提高上肢运动功能。

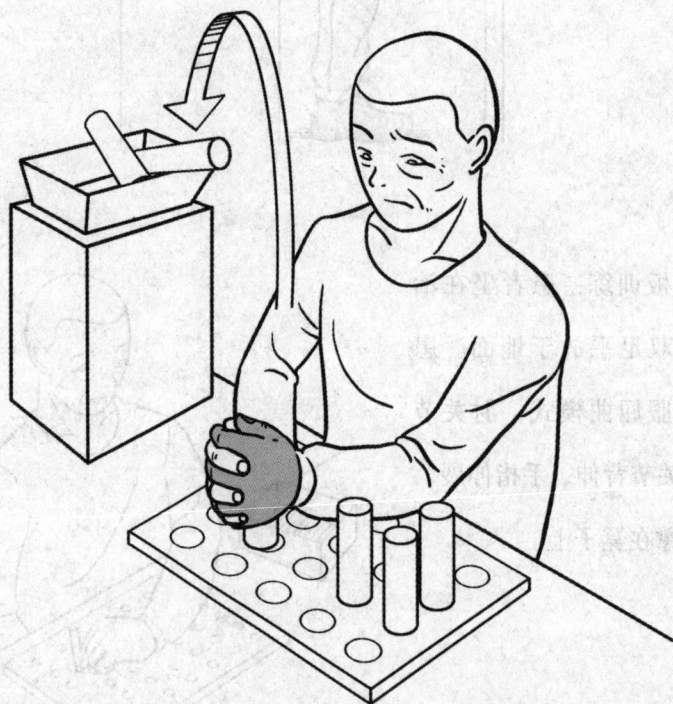

上肢推球训练：患者坐位，训练者立于患侧，根据患者功能情况予以适当的帮助。让患者将患手放置于球上，尽最大可能将球推向前方。

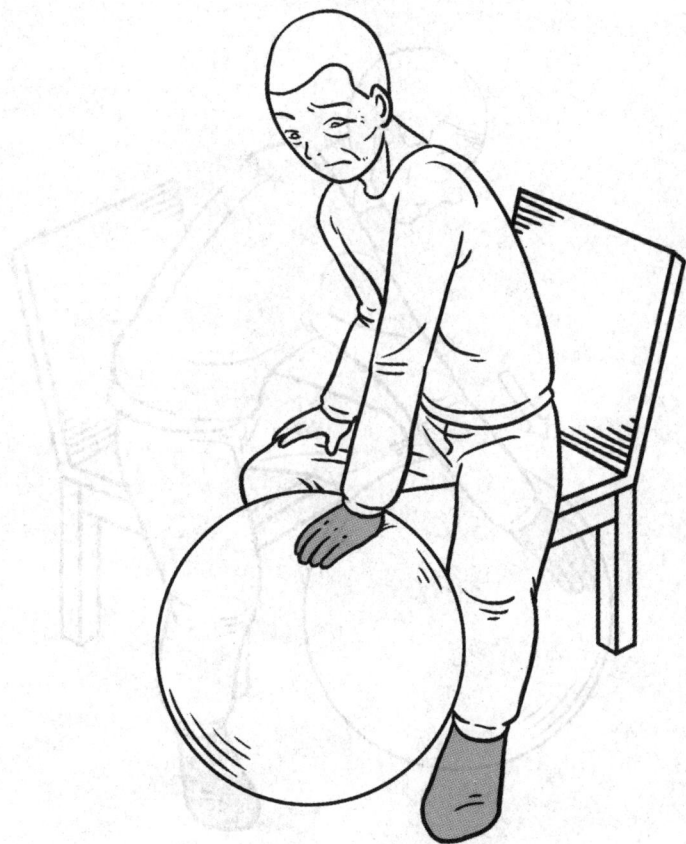

　　训练者双手扶持患者肩关节，矫正异常姿势，同时患者还可以将健手放在膝关节上方，患侧手放置于球上，利用患肢肘关节的屈、伸，完成球的前后滚动。

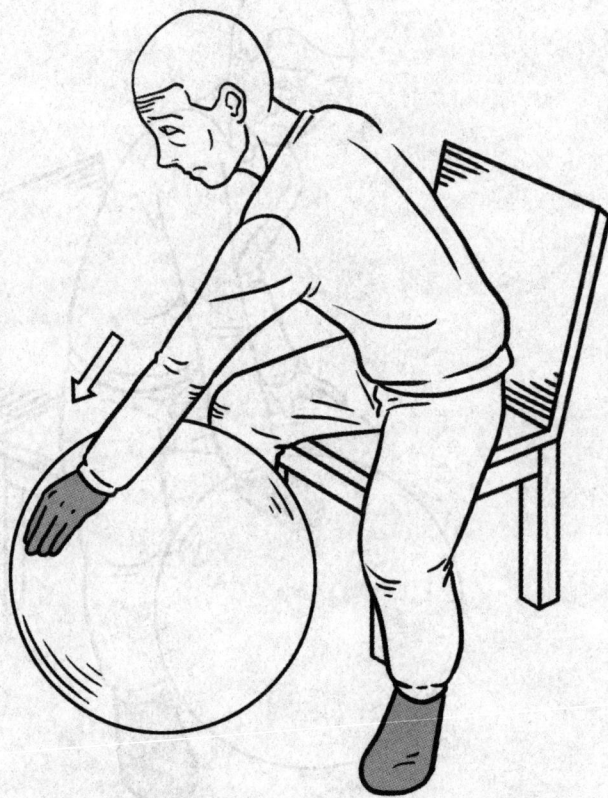

　　磨砂板训练：患者坐在磨砂板前方，根据患者上肢功能水平调节好板的角度。对上肢功能较差的患者，可选用双把手磨具，利用健侧上肢带动患肢完成肩关节屈曲、肘关节伸展、腕关节背伸的运动，训练者可一手协助患者患手固定磨具手把，另一手促进肩关节伸展。

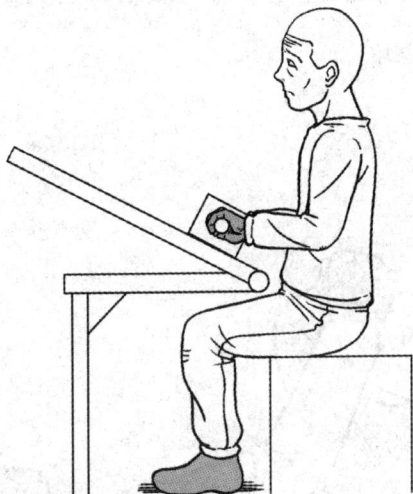

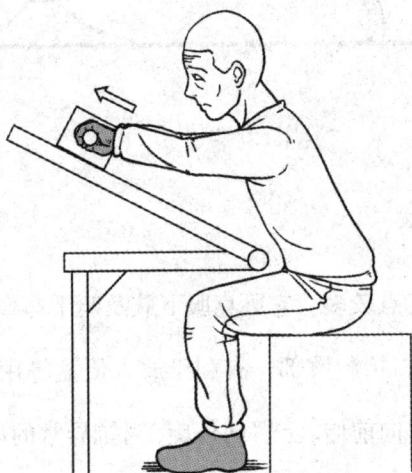

4. **下肢抗痉挛**（注意：图示为左侧瘫痪）

（1）抱膝运动：适用对象为偏瘫患者出现上肢屈肌痉挛、下肢伸肌痉挛时。目的是为了：①缓解下肢和躯干的伸肌痉挛；②促进骨盆运动；③缓解上肢的屈肌痉挛。具体方法是：患者仰卧，双腿屈膝；双手叉握；将头抬起，轻轻前后摆动，使下肢更加屈曲；训练者可帮助固定患手，以防滑脱。

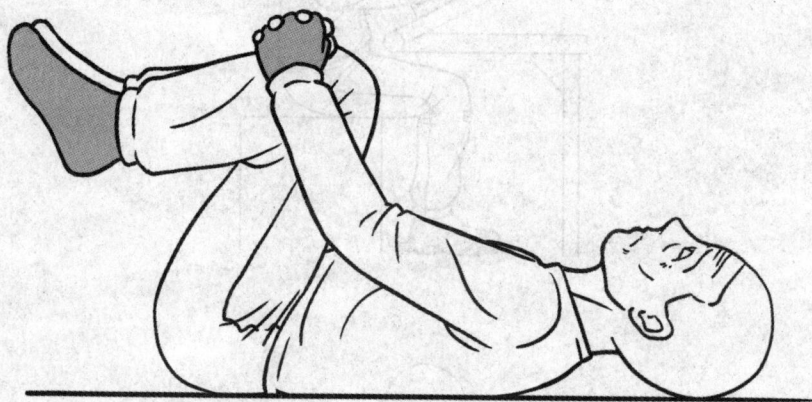

（2）桥式运动：优点较多，它可克服下肢及躯干痉挛。由健侧上、下肢带动患侧上、下肢活动，抬起臀部，有利于放入便盆等用品；抬起躯干，可增加对肩的压力，迫使肩向前伸、上臂向外旋，对抗异常的肩退缩和上臂内旋；用足撑床，有助于翻身等。

具体方法是：患者仰卧、屈膝；将臀部从床上抬起，并保持骨盆呈水平位；训练者可给予如下帮助：一只手向下压住患者膝部，另一只手轻拍患者的臀部，帮助其抬臀。

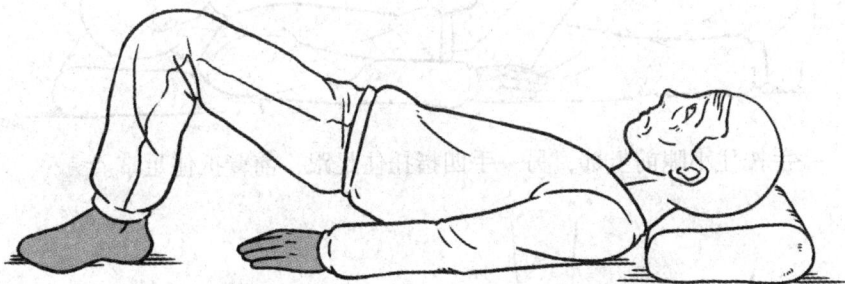

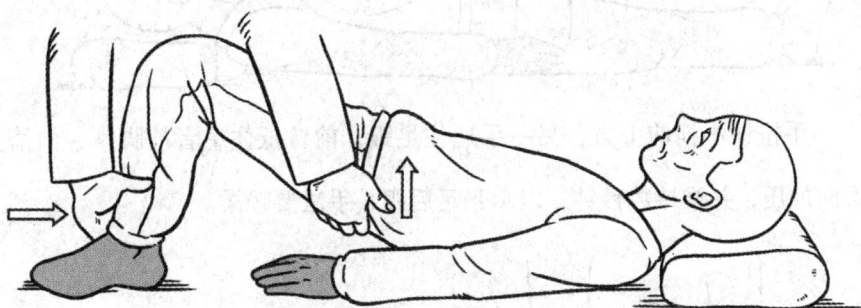

（3）足部被动运动：偏瘫患者站立行走时，患足足跟常常不能着地，形成尖足（垂足）畸形。患者被迫划圈迈步，足尖蹭地行走。对此患者可行牵

拉足踝背伸训练，使足尽量上抬背伸，拉长跟腱，正尖足畸形。训练时训练
者双手分别插入小腿后足跟及近膝部，稍托起。

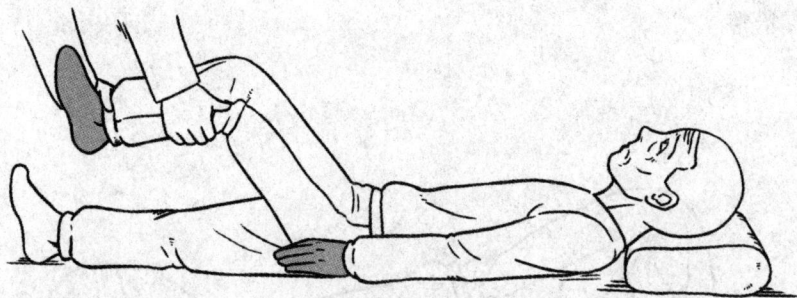

一手按住小腿前上部，另一手四指托住足跟，前臂抵住足掌。

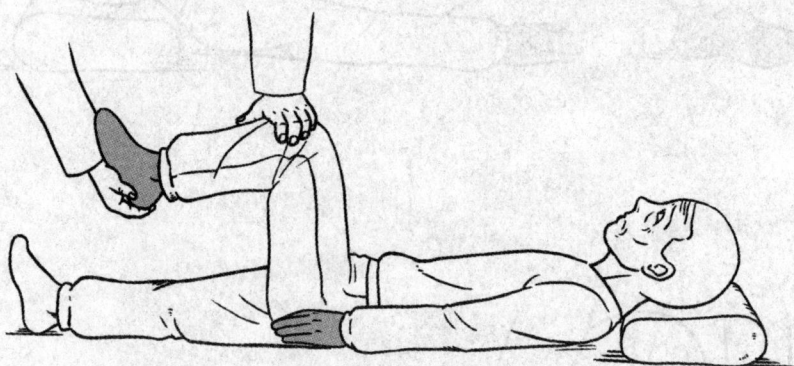

一手按住小腿前上方，另一手握住足跟，前臂抵住患者前脚掌，向箭头
部方向加压，并维持数秒钟，以牵张足后跟，手法要轻柔。

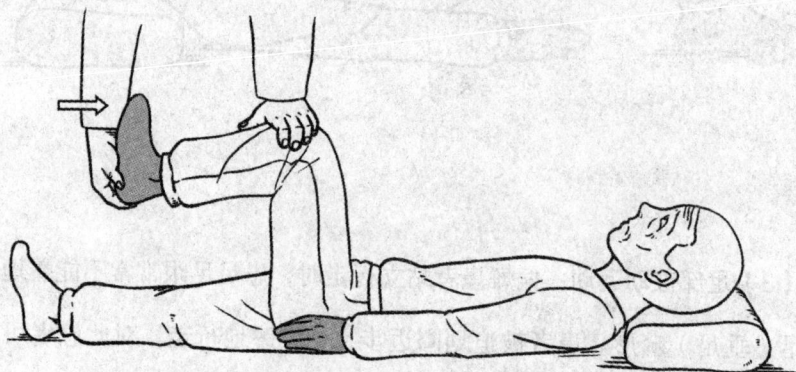

5. 利用反射性机制改善异常肌张力（注意：图示为左侧瘫痪）

（1）利用非对称性反射（即头转向的一侧上肢伸直，另一侧上肢屈曲）可改善上肢肌张力紧张状态，并诱发上肢活动；或把头部转到一侧，可诱发躯干和下肢做出相应动作，促进向同侧翻身动作的完成。

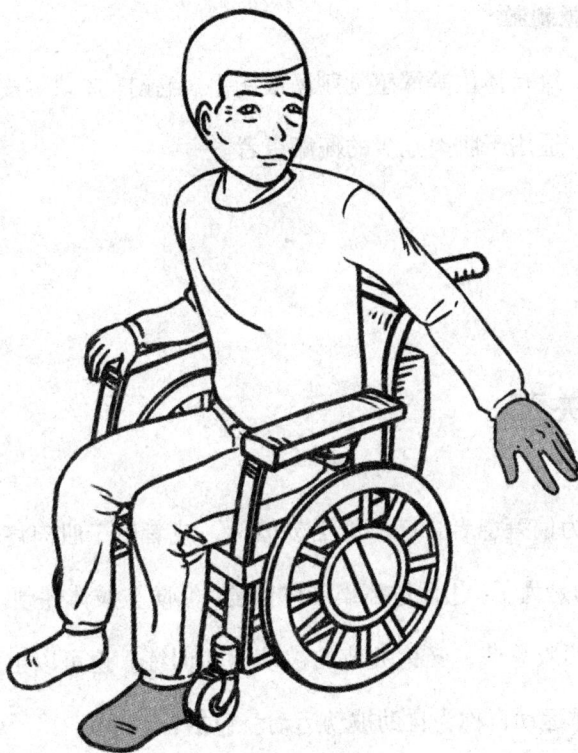

（2）利用对称性反射（即头部后伸时肢体伸展、即头部屈曲时肢体屈曲）屈曲头颈部可抑制伸肌，防止角弓反张的发作。

（3）利用张力性迷路反射。需促进屈肌张力时，可采用俯卧位；需促进伸肌张力时，可采取仰卧位；为避免影响伸或屈肌的张力，可采用侧卧位。

（三）平衡反应及保护性反应

牵拉肌肉、轻轻拍打肌腹可以促进弛缓肌的收缩，或缓解肌痉挛。通过训练患者的坐位、立位、跪立位平衡等引导患者的头颈和肢体运动，诱发平衡反应和保护性反应，提高身体控制能力。

（四）感觉刺激

关节加压、维持体位等深感觉刺激或用手、毛刷、冰块等皮肤感觉刺激，促使肌肉收缩，适用于肌肉弛缓的偏瘫患者。

活动四肢关节

适用对象为偏瘫患者自己不能活动肢体，或者由于肌肉痉挛而限制了肢体的活动。目的是为了：①促进瘫痪肢体恢复；②防止肢体僵硬。具体方法是：帮助患者活动四肢关节，又称关节的被动运动训练。也可以由患者用健侧肢体带动患侧肢体运动，称为自助被动运动。包括：

1. 肩关节屈曲活动

训练者一手扶患肩，另一手握患腕；向前、向上抬起患侧上肢并且指向天花板，保持肘关节伸直。

2. 肩关节外展活动

训练者一手扶患肩，另一手握患腕；将患侧上肢在水平面上向外移动，与躯干成直角即可。

3. 肘关节伸展活动

患者仰卧，训练者一手握住上臂，另一手握住腕部；将肘关节由屈曲位缓慢地拉至伸展位。

4. 前臂旋后活动，腕及手指伸展活动

患者仰卧，肘关节屈曲，前臂立于床面；训练者一手握住上臂，另一手握住腕部，握住腕部的手使前臂做由内向外的旋转动作；训练者一手拇指将患者患侧拇指伸直，其余四指握在患侧拇指根部与腕部之间；另一手将患手其余四指伸直，双手同时向手背侧压。

5. 髋关节屈曲活动

患者仰卧，训练者一手放在膝后部，另一手握住足跟并以前臂抵住脚掌，使足与小腿成90°角；上抬小腿，使髋关节及膝关节屈曲。

6. 膝关节伸展活动

患者仰卧，训练者一手握住患侧膝关节，另一手握持足跟，两手用力，使患侧下肢向上活动，伸展髋关节；训练者一手固定健侧下肢、另一手将患肢缓缓放下。

115

7. 髋关节外展活动

患者仰卧，下肢伸直；训练者一手握住膝部，另一手从踝关节内侧握持足跟；两手用力，水平向外活动下肢，使髋关节外展。

8. 踝关节背屈活动

患者仰卧，下肢伸直；训练者一手握持踝关节上方，另一手握紧足跟及跟腱并以前臂抵住脚掌；向上用力拉足跟，使踝关节背屈。

运动训练中常见问题的处理

适用对象为出现肩关节疼痛、肩关节半脱位、患侧手肿胀、患足下垂等问题的患者。目的是为了使这类问题得到减轻或者治愈，从而有利于整体的康复训练。具体方法包括肩关节疼痛的处理、肩关节半脱位的处理和患侧手肿胀的处理、患足下垂、内翻的处理四种。

1. 肩关节疼痛的处理

保护好肩关节，避免过多的牵拉和大幅度的运动；肩关节的训练暂停1~2周，即使训练也不应过度；有条件时可以进行理疗（如超短波等）；服止痛药，如双氯芬酸钠等。

2. 肩关节半脱位的处理

训练者不要牵拉患手；坐位时可将患侧手放在面前的桌子上或轮椅的扶手上；站立或行走时可使用肩吊带固定患侧上肢；可进行患侧上肢负重训练。

3. 患侧手肿胀（多见于肩 – 手综合征）的处理

注意保护患侧肩关节；经常将患侧上肢抬高；手腕经常处于背伸位；尽可能不要在患侧手部静脉输液。

4. 患足下垂、内翻的处理

经常在斜板上站立训练；行走时穿舞形踝足矫形器；用绷带绑扎支持足踝。

第四章

自强不息
——日常生活自理技能训练

　　提高生活能力训练的适用对象为偏瘫肢体功能有一定程度的恢复，而日常基本生活的动作尚不能全部完成者。目的是使患者较好地完成穿衣、上厕所、洗脸、刷牙、吃饭、喝水等日常基本生活动作，提高生活自理能力。而且，只要患手有功能，就应该尽可能多地使用患手。通过日常生活活动的训练，可以改善偏瘫侧的感觉和知觉，促进患肢潜在的运动功能早日恢复，同时也可以改善患者的心理状态。具体方法包括穿脱衣物、上厕所、洗脸、洗澡、吃饭、做家务劳动等等日常活动。

进食

　　目的是使患者掌握独立进食的方法，减少对他人的依赖。患者坐在桌前，将患手放在桌面上，用健手使用饭勺或筷子进食。为防止餐具在桌面上滑动，可在餐具下垫上湿毛巾或橡皮垫防滑。（注意：图示为左侧瘫痪）

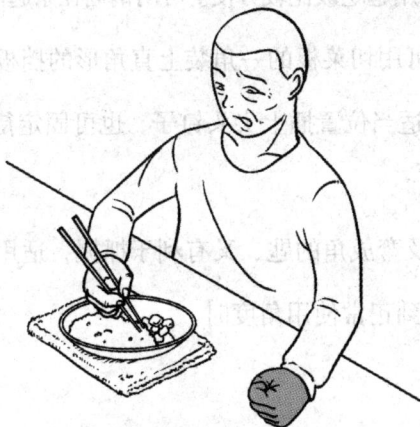

使用自助具

（1）单手用勺时，可在碟子上加一个碟（碗）挡，进食推动食品时，食品被碟挡所阻，不但不会推向碟外，相反更易盛入勺内便于进食，碟挡可用旧罐头铁片剪制。

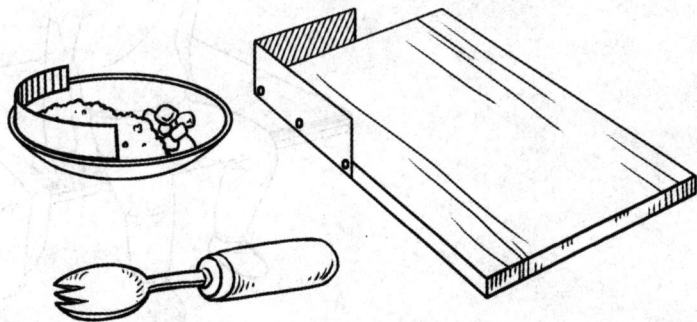

（2）用带叉的两用匙吃饭比较方便。可用钢锯在条匙的一侧锯几个口制成。

（3）切菜时，可用切菜板的一角装上直角形的挡板，把所切的菜挡在菜板内，亦可在菜板的适当位置插上尖头钉子，也可固定待切的胡萝卜、土豆、水果或其他食品。

（4）加粗手柄及弯成角的匙、叉有利于抓握，适用于患者手功能受限或匙、叉与碗碟无法达到正常使用角度时。

更衣

1. 穿脱前开襟衣服（注意：图示为左侧瘫痪）

穿衣服：将患手插入衣袖内，用健手将衣领拉到患侧胸，健手由颈后抓住衣领并向健侧肩拉，再将健手插入衣袖内，系好纽扣。

具体步骤如下：

第一步：患者坐于床前，准备好衣服。

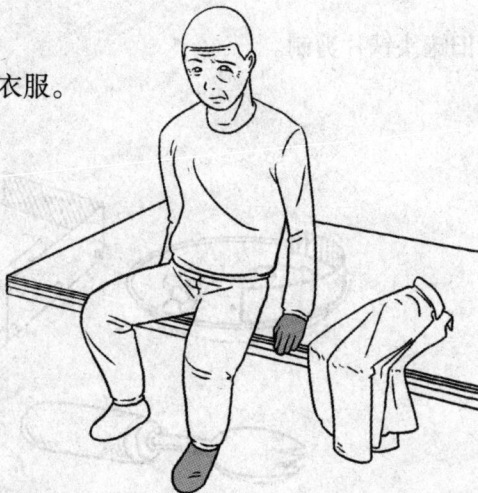

120

第二步：将患手插入衣袖内，用健手将衣领拉到患侧胸。

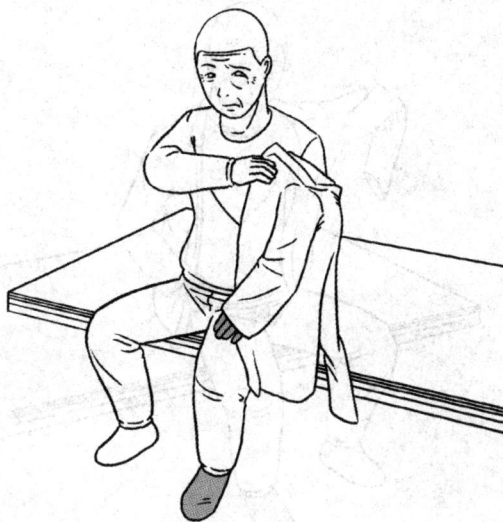

第三步：健手由颈后抓住衣领并向健侧肩拉拉。

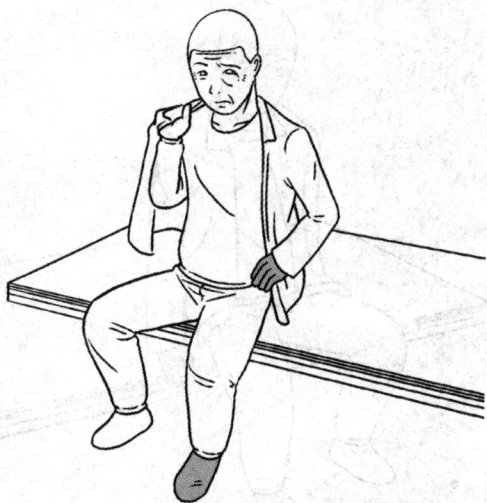

第四步：将健手插入衣袖内。

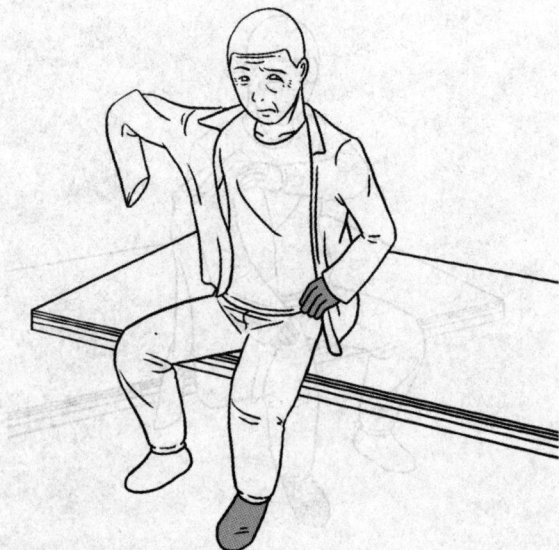

第五步：系好纽扣。

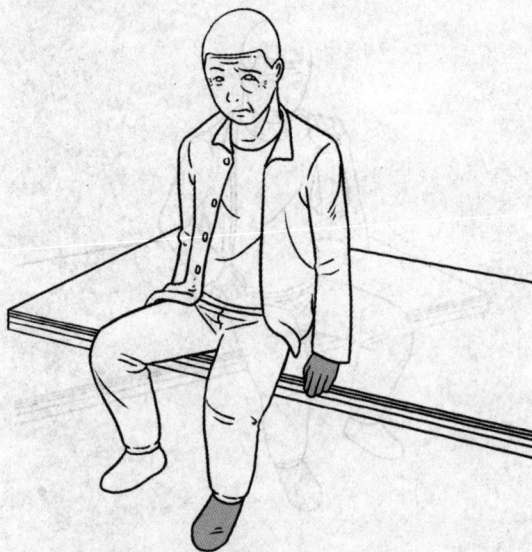

脱衣服：健手抓住衣领先脱患侧衣袖的一半，使患侧肩部脱出，健手脱掉整个衣袖，随后健手再将患侧衣袖脱出。

具体步骤如下：

第一步：患者坐于床前，坐稳，以免跌倒。

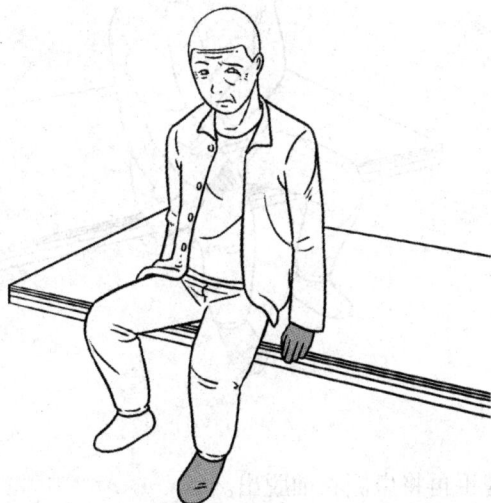

第二步：健手抓住衣领先脱患侧衣袖的一半，使患侧肩部脱出

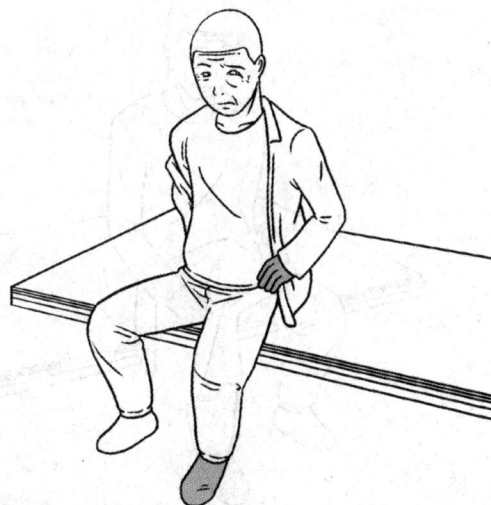

123

第三步：健手脱掉整个衣袖。

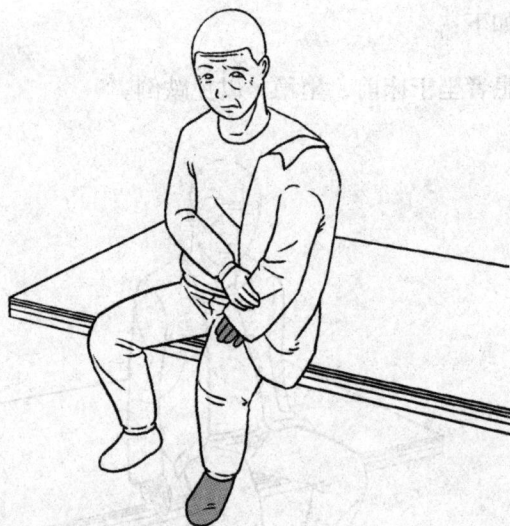

第四步：健手再将患侧衣袖脱出。

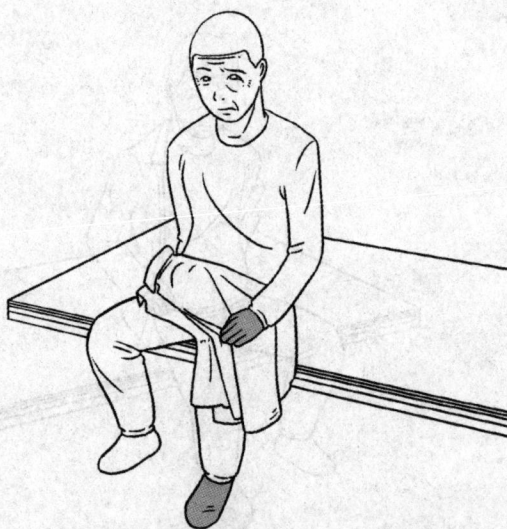

2. 套头上衣的穿脱（注意：图示为左侧瘫痪）

穿套头服装时，先将患手穿袖子到肘部以上，再穿健手侧袖子，最后套头。

具体步骤如下：

第一步：患者坐于床前，坐稳，以免跌倒，并准备好所穿衣服。

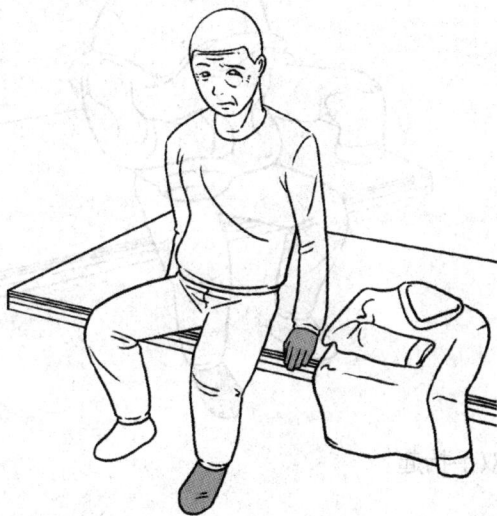

第二步：将患手穿袖子到肘部以上。

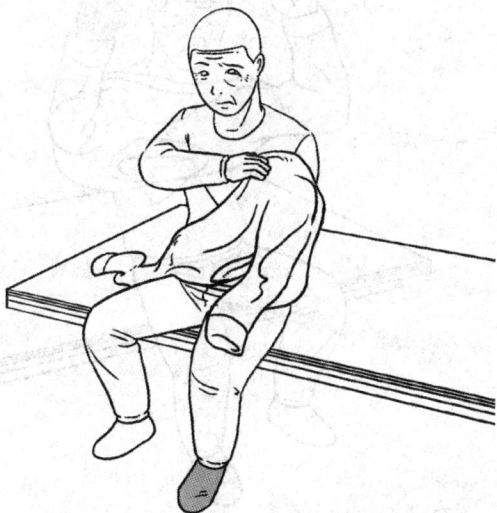

第三步：穿健手侧袖子。

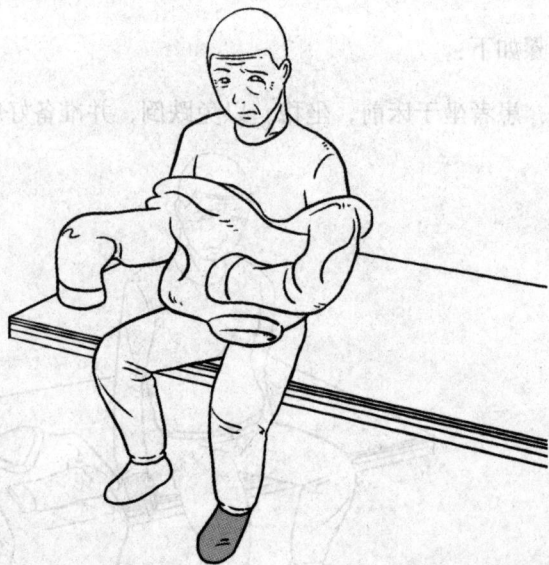

第四步：双手抬起。

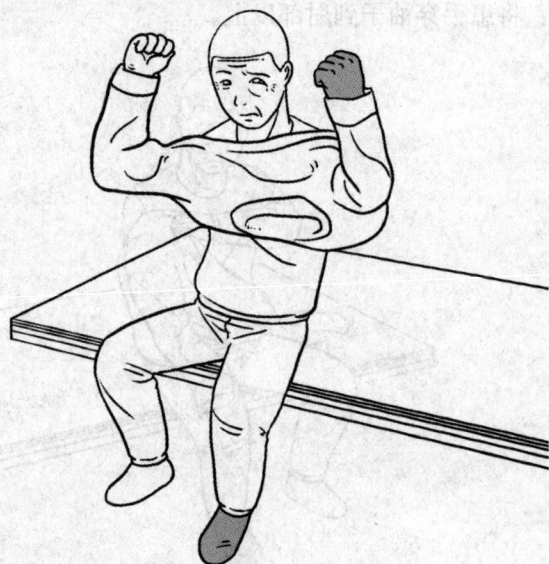

第五步：健侧手在前，患侧手在后。

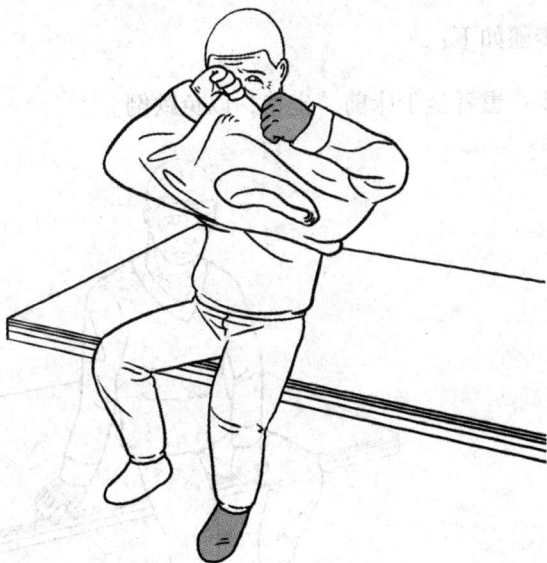

第六步：最后套头。

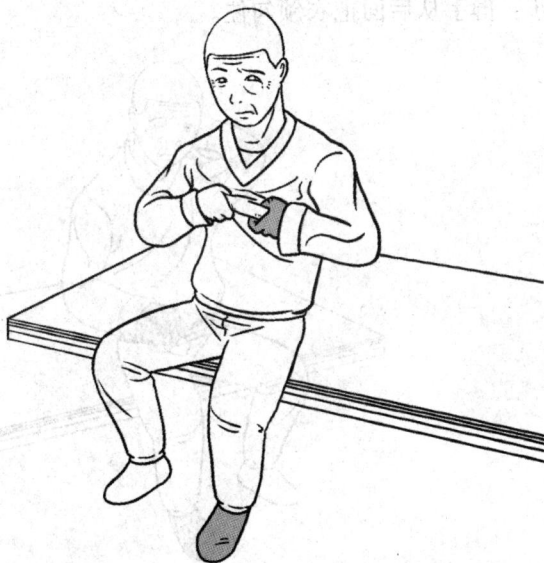

脱套头服装时，先将衣袖拉向胸部以上，再用健手将衣服拉住，在背部从头脱出，脱出患手，最后脱健手。

具体步骤如下：

第一步：患者坐于床前，坐稳，以免跌倒。

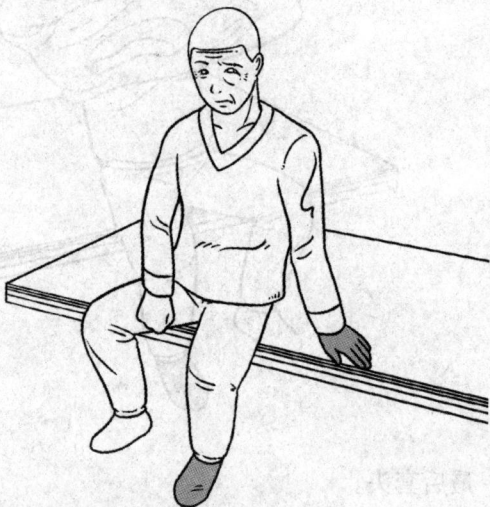

第二步：健手从后面把衣领勾住。

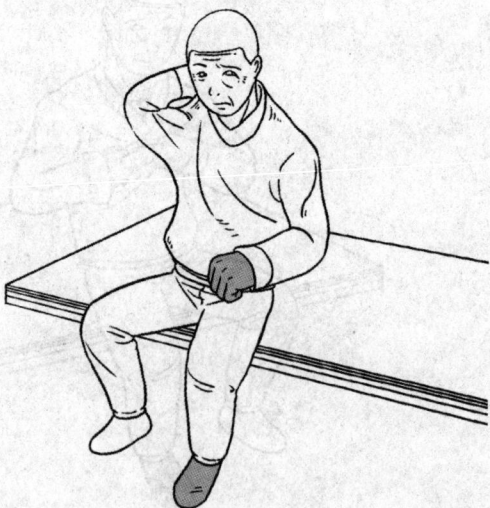

第三步：将衣袖拉向胸部以上。

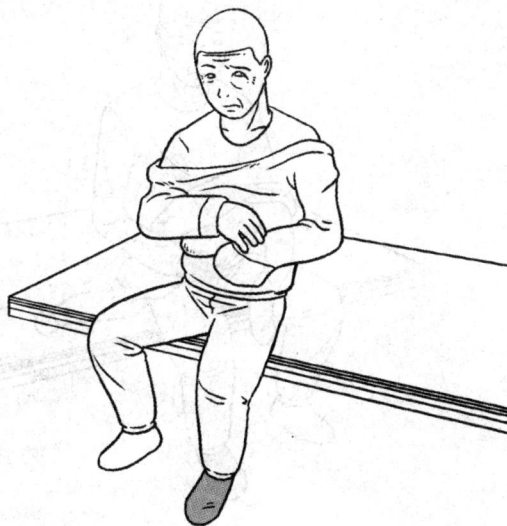

第四步：脱出健手。

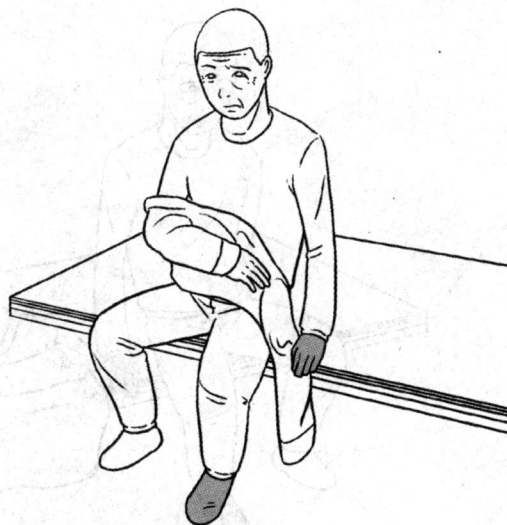

第五步：脱患手侧。

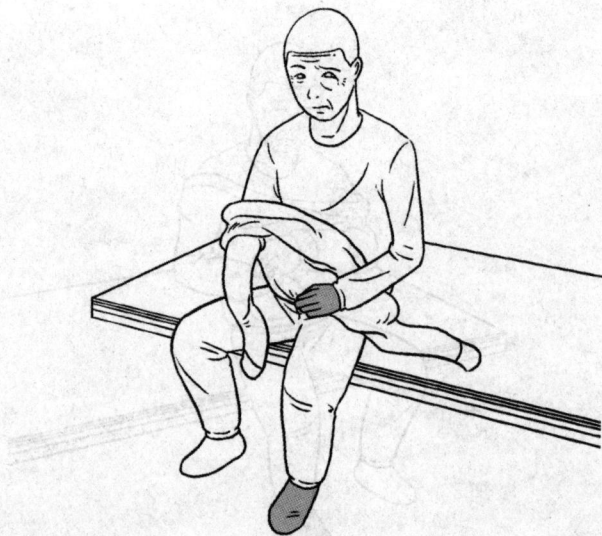

第六步：全部脱下套头衣服。

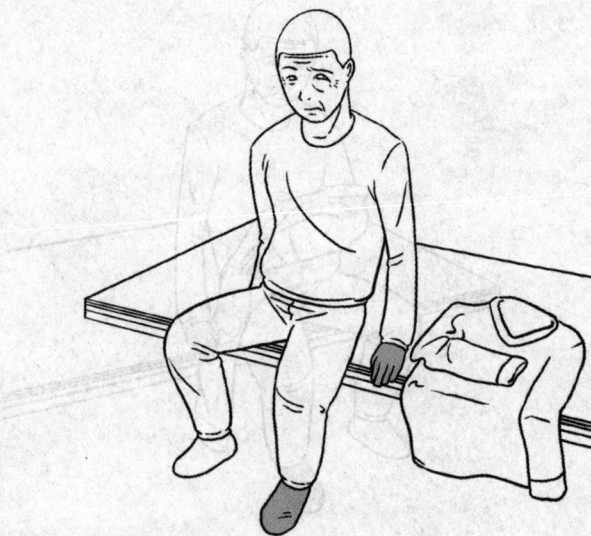

3. 穿脱裤子（注意：图示为左侧瘫痪）

（1）**卧床穿脱裤子**。穿裤子：患者坐起将患腿屈膝屈髋，放在健腿上；患腿穿上裤腿后尽量上提，然后健腿穿上裤腿；躺下，做桥式动作把裤子拉到腰部；臀部收下，整理腰带。

具体步骤如下：

第一步：准备好所穿衣服。

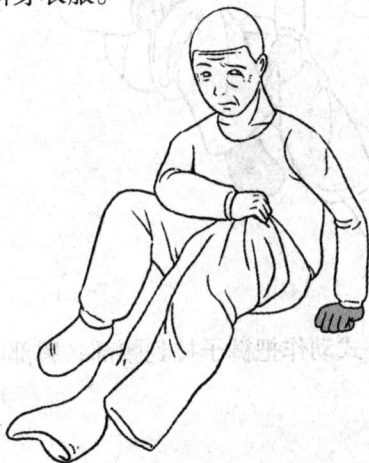

第二步：将患腿屈膝屈髋，放在健腿上。

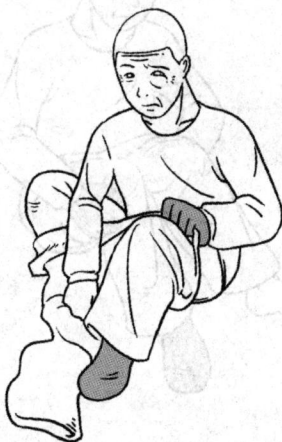

第三步：患腿穿上裤腿后尽量上提，然后健腿穿上裤腿。

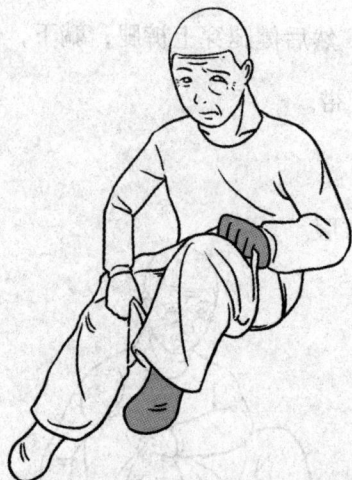

第四步：躺下，做桥式动作把裤子拉到腰部；臀部收下，整理腰带。

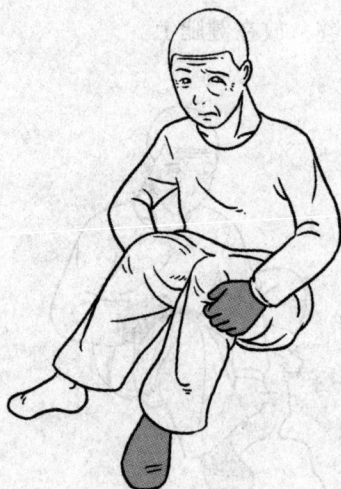

脱时顺序与穿的顺序相反，只需躺着就可用健脚将患侧裤腿脱下。

具体步骤如下：

第一步：准备好姿势。

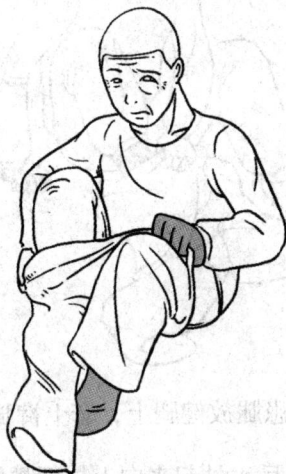

第二步：脱时顺序与穿的顺序相反。

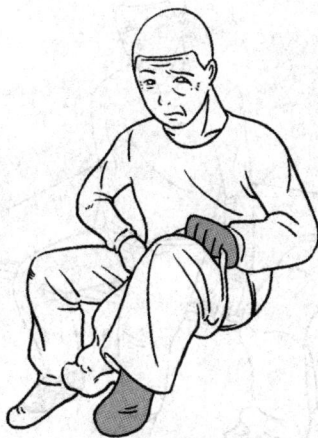

第三步：躺着就可用健脚将患侧裤腿脱下。

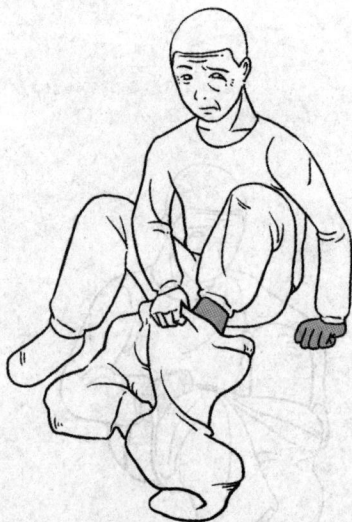

（2）**坐位穿脱裤子**：患腿放健腿上，套上裤腿拉至膝以上，放下患腿；健腿穿上裤腿，拉到膝以上后，站起来向上拉到腰部，整理完成。

具体步骤如下：

第一步：患者坐于床前，坐稳，以免跌倒，并准备好所要穿衣服。

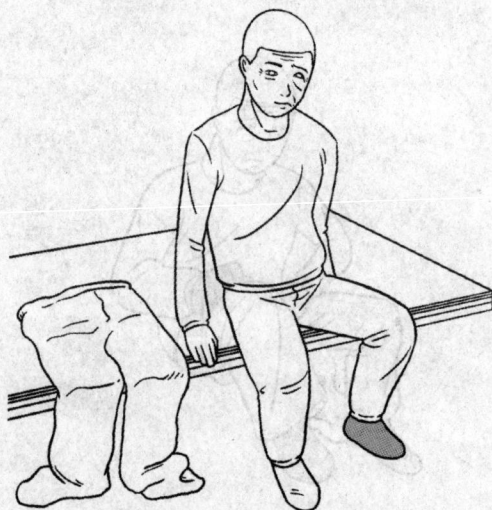

第二步：患腿放健腿上。

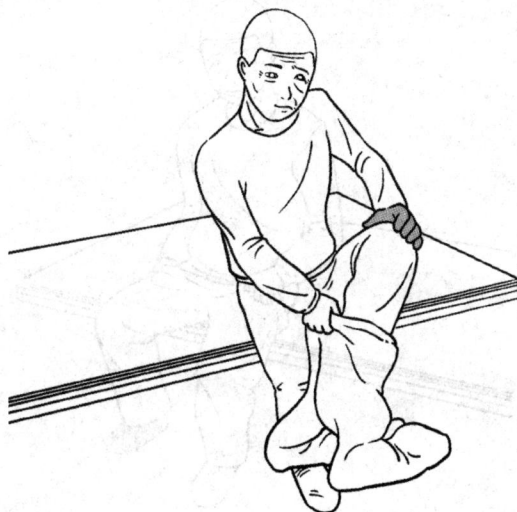

第三步：套上裤腿拉至膝以上，放下患腿。

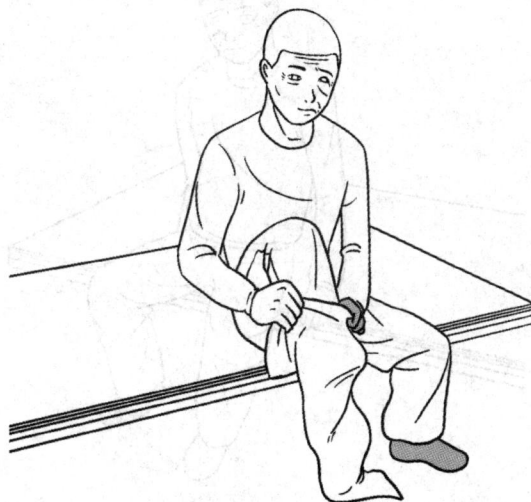

第四步：健腿穿上裤腿，拉到膝以上。

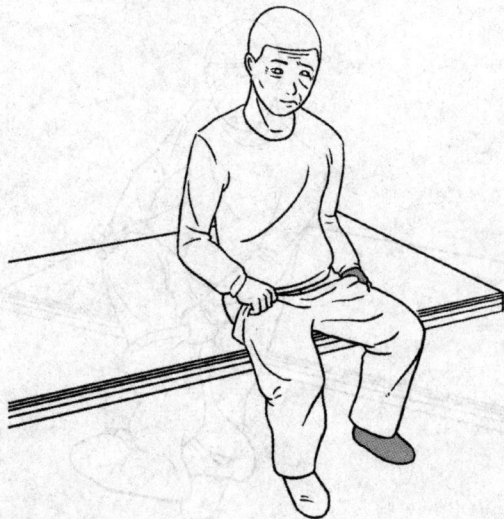

第五步：站起来向上拉到腰部，整理完成。

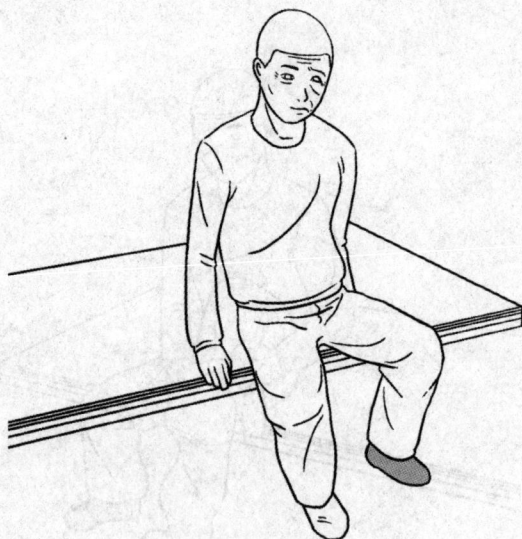

坐位脱裤子的顺序与穿的顺序相反。

4. 穿袜、穿鞋（注意：图示为左侧瘫痪）

（1）**患足穿袜子**：先找好袜子上下面，用健手指将袜口拉开，手掌对足掌将足伸入袜口；再抽出手指整理袜底、袜面，将袜腰拉到踝关节处；最后从足跟处向上拉平整埋。

具体步骤如下：

第一步：找好袜子上下面。

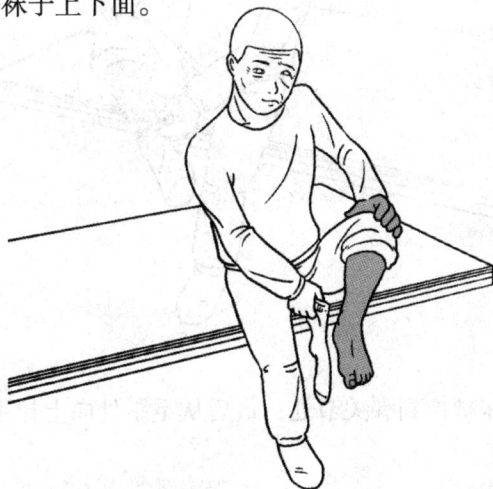

第二步：用健手指将袜口拉开。

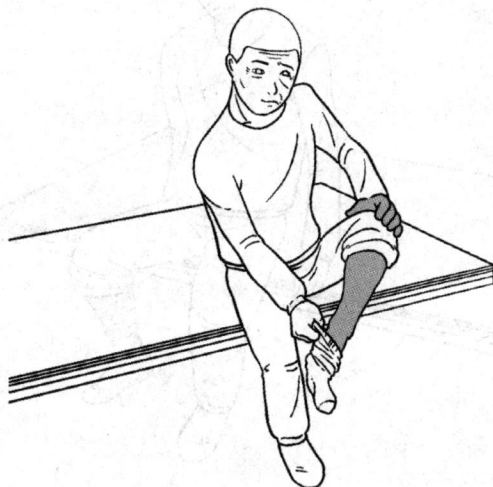

137

第三步：手掌对足掌将足伸入袜口；再抽出手指整理袜底、袜面。

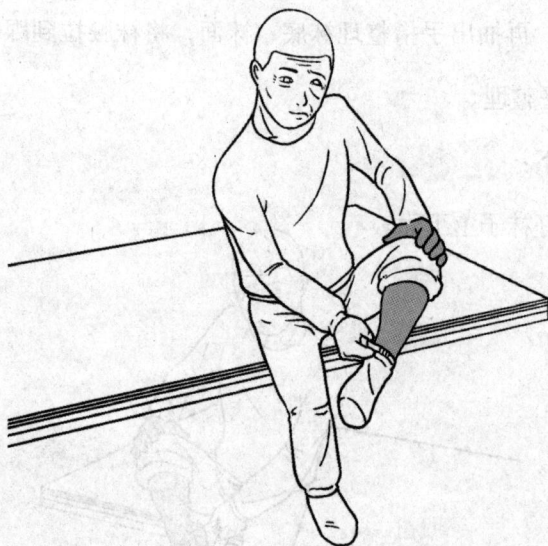

第四步：将袜腰拉到踝关节处；最后从足跟处向上拉平整埋。

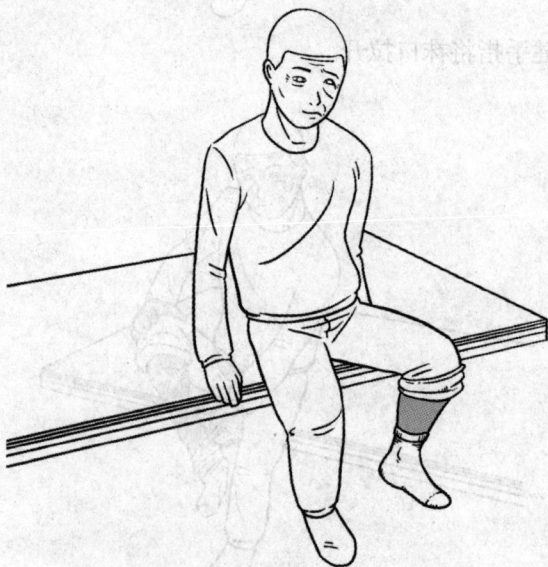

（2）**健足穿袜子：**健腿立膝，足平放在床上，用足母趾压住袜口一端，向上拉袜子。

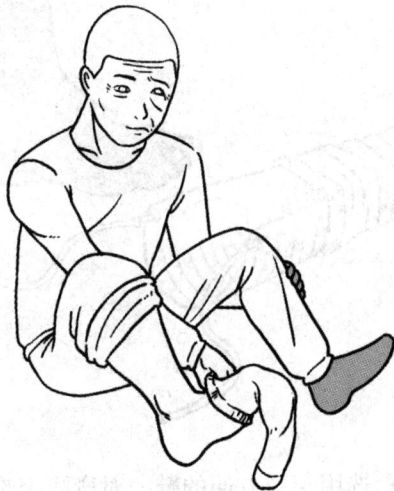

将袜尖整理合适后，拉袜腰至踝关节处，整理完毕。也可将健足放在患腿上，与患足穿袜法相同。

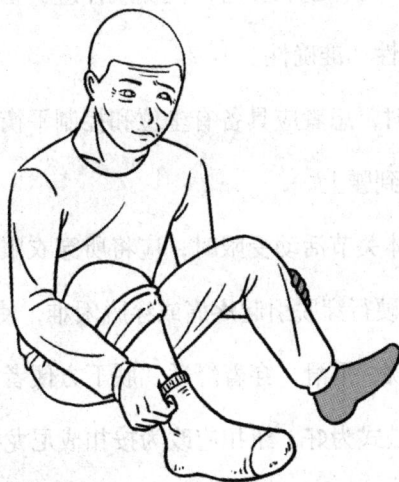

（3）利用穿袜自助具穿袜子。

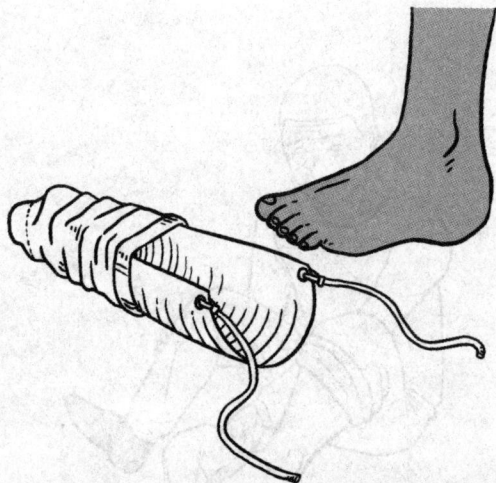

（4）**穿鞋和脱鞋**：选用穿脱方便的鞋。对弯腰困难的患者，可用简易穿鞋具协助穿脱。

5. 更衣训练注意事项

（1）患者自己学习穿脱衣服时，健侧肢体应具备基本活动能力。有较好的肌力和动作的协调性、准确性。

（2）穿脱裤子时，患者应具备有坐位和控制平衡的能力，掌握桥式运动方法，以便将裤子拉到腰上。

（3）如健侧肢体关节活动受限时，应将所穿衣服改制成宽松式，以适合患者穿脱方便，以免硬行穿脱引起疼痛或穿脱困难，使患者失去信心。

（4）内衣以质软、平滑，穿着舒适，脱下方便者为宜，前开襟较好。

（5）外衣以宽松式为好，纽扣应改为按扣成尼龙搭扣为宜。

（6）裤子可选用背带挂钩式或松紧带裤腰。

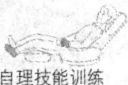

（7）西服应选择光滑衬里，领带为方便易结的"一拉得"为宜。

（8）鞋应选择软底、不系带的，鞋后帮稍硬些，有利于穿脱。

听和说的训练

适用对象为有构音障碍或（和）失语症的偏瘫患者。目的是为了使患者运用口语、文字、手势、图示等任意一种方式来理解和表达思想，提高与人沟通和交流的能力。具体方法包括说名称指物训练、出示实物说名称训练、数数训练、识字图卡训练、利用手势或表情进行训练五种。

1. 说名称指物训练

又称听理解训练。在患者面前摆放几件常用物品，如碗、筷子、牙刷、铅笔、毛巾等。训练者说出一件物品的名称，让患者指出实物。

2. 出示实物说名称训练

又称言语表达训练。训练者从上述的常用物品中拿出一件，放在患者面前，让其说出名称。

3. 数数训练

让患者从 1 开始数数，一直数至 500。

4. 患者使用交流画板与他人交流

当患者有失语不能用语言表达意愿时，可使用画有图画的交流画板与他人交流，表达要求（可点头、摇头、手指表达）。患者想说什么就指什么，别人也可以指画来提问或回答，如想问时间，就指钟面；如果会拼音，可以指拼音字母，拼出表达的词。

	穿衣	刷牙	假牙	饭	蔬菜	桌子	电视机	钟表	扑克	寄信	医生
卧下	上衣	洗脸	洗澡	菜	水果	椅子	收录机	录放机	象棋	理发	护士
起床	裤子	刮胡子	开窗	汤	鸡	柜子	风扇	开灯	竹牌	手杖	
厕所	背心裤衩	梳头	关窗	茶	鸭子		冰箱	关灯	麻将	轮椅	
便盆	鞋袜	化妆	开门	冷饮	鱼	纸笔	电话			小汽车	
尿壶	帽子	眼镜	关门	面包饼干	肉	书	弹琴				

汉语拼音字母表	A B C D E F G H I J K L M N O P Q R S T U V W X Y Z	天气	☀ ☁ 〰 ❄	时间	(钟面)

第五章

效果评价
——偏瘫的训练效果评定

肌力评定

肌力分级：目前，国际上普遍应用的 Lovett 方法，将肌力检查结果分为六级。见下表。

级别	标准
0	无肌肉收缩
1	有肌肉收缩，但无关节活动
2	不抗重力，能完成全关节范围活动
3	抗重力，能完成全关节范围活动
4	抗部分阻力，能完成全关节范围活动
5	抗充分阻力，能完成全关节范围活动（正常）

痉挛评定

痉挛是指在上运动神经元损伤后，脑干和脊髓不受大脑控制而反射性地亢进，而使局部对被动运动的阻力增大的一种状态。痉挛的评定，一般使用改良 Ashworth 痉挛量表（MAS）

等级	标准
0	肌张力不增高，被动活动患侧肢体在整个范围内均无阻力
1	肌张力轻微增高，被动活动患侧肢体到终末端时有轻微阻力
1+	肌张力轻度增高，被动活动患侧肢体时在前 1/2ROM 中有轻微的"卡住"感，后 1/2ROM 中有轻微阻力
2	肌张力中度增高，被动活动患侧肢体时在大部分 ROM 内均有阻力，但仍可以活动
3	肌张力重度增高，被动活动患侧肢体时在整个 ROM 内均有阻力，活动困难
4	肌张力重度增高，患肢体僵硬，阻力很大，被动活动十分困难

步行能力评定

步行能力分级（Holoden）

分级	特征	表现
0 级	无功能	患者不能行走，或需要俩人协助才能走，完全依靠轮椅
1 级	需大量持续性帮助	需一人连续不断搀扶才能行走或保持平衡，使用双拐

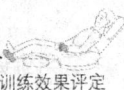

续表

分级	特征	表现
2级	需少量帮助	能走但平衡不佳、不安全，需一人在旁边给予间断地、接触身体的帮助以保持平衡和安全，或使用单拐、手杖
3级	需监护或语言指导	能行走，但不正常或不够安全，需一人在旁边监护或语言指导但不接触身体
4级	平地独立	在平地上能独立行走，但在上下斜坡、在不平的地面上行走或上下楼梯仍有困难，需他人帮助监护
5级	完全独立	在任何地方都能独立行走

日常生活活动能力（ADL）评定

日常生活能力（ADL）是指人们在每日生活中，为了完成自己的衣、食、住、行，保持个人的卫生整洁和独立的在社会中生活所必须进行一系列基本活动。

（ADL）评定常用 Barthel 指数（BI）

项目	评分标准
1.大便	0分＝失禁或昏迷 5分＝偶尔失禁（每周＜1次） 10分＝能控制
2.小便	0分＝失禁或昏迷或需要他人导尿 5分＝偶尔失禁（每24小时＜1次，每周＞1次） 10分＝能控制
3.修饰	0分＝需要帮助 5分＝独立洗脸、洗头、刷牙、剃须
4.用厕	0分＝依赖他人 5分＝需部分辅助 10分＝自理
5.吃饭	0分＝依赖他人 5分＝需部分辅助（夹菜、盛饭、切面包、抹黄油） 10分＝自理

项目	评分标准
6.转移（床椅）	0分＝完全依赖他人，不能坐 5分＝能坐，但需大量（2人）辅助 10分＝需少量（1人）辅助 15分＝自理
7.活动（步行）	0分＝完全依赖他人，不能步行 5分＝在轮椅上能独立行动 10分＝需少量（1人）辅助步行（体力活语言指导） 15分＝独立步行（可用辅助器）
8.穿衣	0分＝完全依赖他人 5分＝需一半辅助 10分＝自理
9.上下楼梯	0分＝不能 5分＝需帮助 10分＝自理
10.洗澡	0分＝完全依赖他人 5分＝自理

Barthel 指数评分结果分析：

根据评分结果可以判断 ADL 能力问题：

0~20 分，极严重功能缺陷

25~45 分，严重功能缺陷

50~70 分，中度功能缺陷

75~95 分，轻度功能缺陷

100 分，ADL 自理

简易上肢功能评定

简易上肢功能评定方法通过手的取物过程，包括手指屈、伸、抓、握、拇指对掌、捏夹等各种动作来完成全套检查测试。全套检测共分 10 项活动，依次为：拿大球、拿中球、拿大方块、拿中方块、拿木圆片、拿小方块、拿人造革片、拿金属片、拿小球、拿金属小棍。检查要采取标准动作，物体从一处拿起，经过标准距离，放在指定位置。

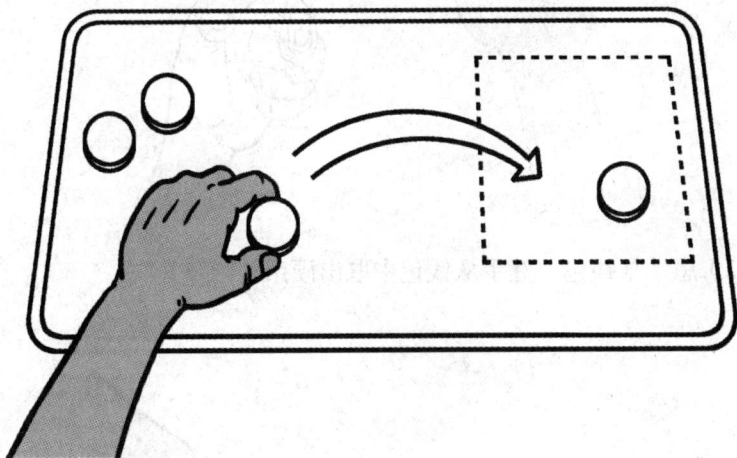

从动作开始到结束，同时记录时间，根据完成动作的时间长短来获取分数，每项分数为 0 ～ 10 分，最高为 10 分。花费时间越短，得分越高。每项检查限定时间为 30 秒，即在 30 秒内仍不能完成该动作得 0 分。

偏瘫手功能分级

检测共有五项：

（1）健手在患手的帮助下剪开信封

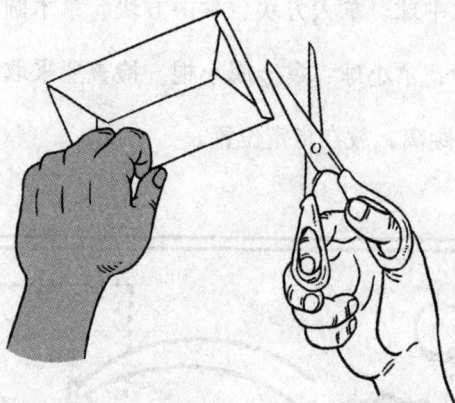

（2）患手拿钱包，健手从钱包中取出硬币

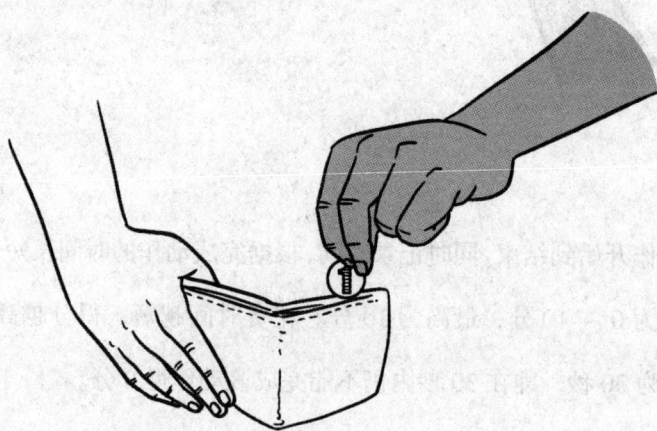

（3）患手撑伞

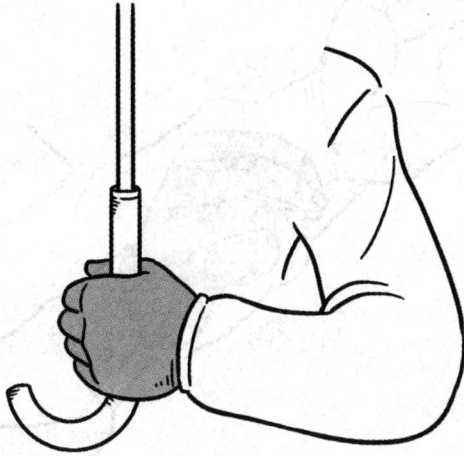

（4）患手为健手剪指甲

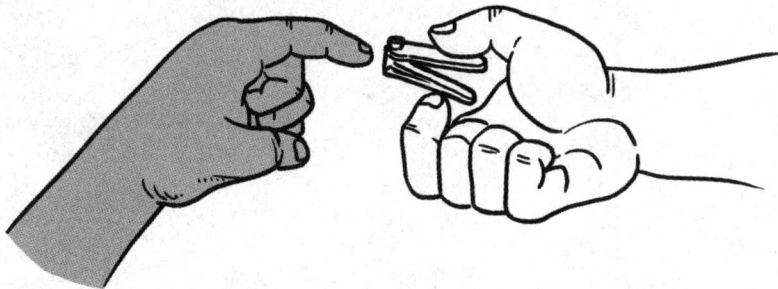

（5）患手系衬衫袖口的纽扣

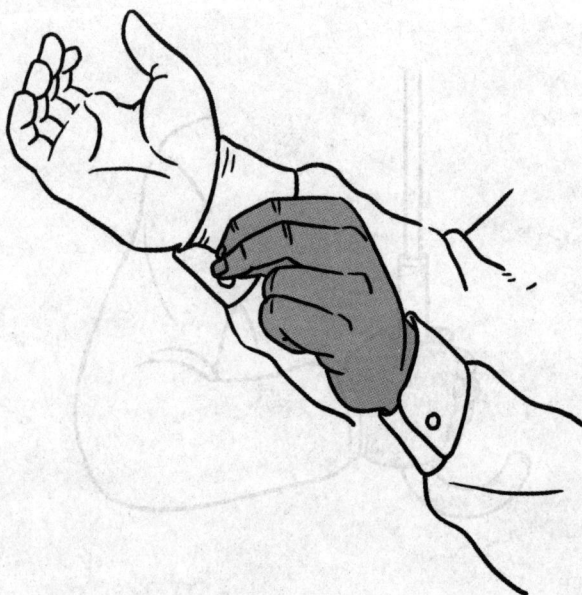

根据检测结果可将手功能分为6级：①实用手A；②实用手B；③辅助手A；④辅助手B；⑤辅助手C；⑥失用手。